I0001537

ESSAI

SUR LES ANOMALIES

DE LA VARIOLE ET DE LA VARICELLE;

AVEC L'HISTOIRE ANALYTIQUE DE L'ÉPIDÉMIE
ÉRUPTIVE QUI A RÉGNÉ A MONTPELLIER EN 1816.

ESSAI

SUR LES ANOMALIES

DE LA VARIOLE ET DE LA VARICELLE;

AVEC L'HISTOIRE ANALYTIQUE DE L'ÉPIDÉMIE
ÉRUPTIVE QUI A RÉGNÉ A MONTPELLIER EN 1816;

PAR M. F. BÉRARD,

Professeur particulier de Médecine-pratique, Médecin
de la Miséricorde, Membre correspondant des
Sociétés de Médecine-pratique de Montpellier
et de Marseille, etc.

ET PAR M. DE LAVIT,

Docteur de la Faculté de Montpellier, etc.

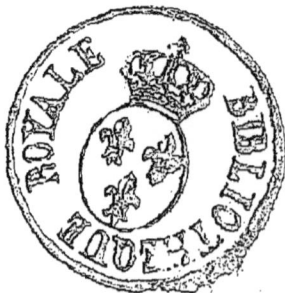

A MONTPELLIER,

CHEZ SEVALLE, Libraire, à la Grand'Rue.

1818.

A MONSIEUR

LE FAIVRE,

MÉDECIN ORDINAIRE DE SA MAJESTÉ,

FAISANT FONCTION DE PREMIER MÉDECIN,

GRAND - CORDON DE SAINT MICHEL, etc.

MONSIEUR,

Vous nous avez défendu toute espèce d'éloge, nous croyons devoir respecter les vœux de cette modestie qui signale toujours le vrai mérite, et en forme le plus doux éclat.

Nous avons l'honneur d'être, avec les sentimens du plus profond respect,

MONSIEUR,

Vos très-humbles et très-obéissans serviteurs,

F. BÉRARD, DE LAVIT.

INTRODUCTION.

L'ÉPIDÉMIE qui a régné à Montpellier,
en 1816, a offert un tel caractère d'a-
nomalie ; elle a provoqué tant d'opinions
opposées parmi les médecins et parmi
les gens du peuple (car le peuple rai-
sonne aussi à sa manière en médecine,
c'est-à-dire, sur ce qui l'intéresse le plus,
et sur ce qu'il entend le moins) ; elle a
répandu contre la vaccine des préjugés
qu'il sera si difficile de détruire, et que
nous payerons vraisemblablement si cher
un jour, qu'il peut paraître étonnant que
nos médecins ne se soient pas empressés
de réunir leurs efforts et leurs lumières
pour dissiper les incertitudes, calmer les
fausses alarmes, ou les resserrer dans les

limites de la vérité. En supposant que la nature ne les eût pas mis tous d'accord, ce qui n'est peut-être jamais arrivé aux médecins dans aucun cas, et ce qui était d'autant moins à attendre dans celui-ci, le peuple aurait appris qu'ils n'étaient pas du même avis sur le caractère de l'épidémie, et peut-être n'aurait-il pas pris sur lui de décider ce que ceux-ci n'osaient pas trop décider eux-mêmes, du moins, les plus sages parmi le peuple auraient embrassé ce parti. Car, qui peut espérer de faire révoquer les sentences sans appel des commères de toute condition, comme de tout sexe ! Dès-lors, la vaccine n'aurait pas eu tant à souffrir des préjugés dirigés contre elle, et il ne se serait pas établi des préventions aussi fortes contre une pratique aussi salutaire. Que l'on nous permette ici de nous plaindre de nos confrères, nous en avons le droit plus que personne ; car plus que personne

nous avions à profiter de leurs jugemens :
ils nous auraient épargné des tergiversa-
tions honteuses, des contradictions toujours inquiétantes, des recherches toujours
pénibles , et enfin le désagrément, ou si
l'on veut , le danger de publier cet Essai.
Bien loin de là, nous avons été obligés
de tout faire par nous-mêmes, et il a fallu
prendre sur nous de tout résoudre. Nous
publions aujourd'hui des recherches en-
treprises dans le principe pour nous seuls :
ce sont nos *Études* sur les importantes
questions qu'il nous a fallu agiter ; nous
les avons crues propres à aider les décisions analogues des jeunes Docteurs ,
peut-être même à les suspendre , ce qui
souvent vaut beaucoup mieux , surtout
pour ceux-ci. Plus que personne , nous
étions à même de sentir la difficulté d'un
jugement assuré, nous avons dû, pour
y parvenir , faire des efforts propor-
tionnés au premier sentiment. Cette

position particulière nous a permis de voir tout le nœud de la question ; car la science se nuit à elle - même, trop souvent elle enveloppe ce qu'elle ignore dans ce qu'elle sait déjà. L'habitude de voir fait qu'on ne voit souvent que par ses souvenirs, et dès-lors tout ce qui se présente de nouveau et d'insolite, ne peut plus frapper des regards *instruits ;* tandis que celui qui arrive tout neuf au spectacle de la nature, et qui n'y apporte que l'intention de bien observer, est tout attention. Tout le frappe vivement, parce que tout le frappe pour la première fois. Quelquefois la jeunessse ignorante trouve et invente ce que la maturité d'une raison plus avancée et plus éclairée consacre ou détruit.

Notre épidémie nous ayant obligé de nous élever à la détermination des caractères distinctifs de la variole et de la varicelle, nous nous sommes bientôt aperçus qu'au milieu de l'assurance de leurs décisions tranchantes, la plupart des auteurs n'étaient pas aussi convaincus qu'ils le paraissaient ; qu'ils avaient omis, comme à dessein, la véritable difficulté de la question, quand ils avaient comparé la varicelle la plus évidente avec la variole la plus régulière, tandis qu'il fallait rapprocher et distinguer la variole anomale de la varicelle prolongée. Nous avons donc repris ce travail important, et si nous ne sommes point parvenus à des résultats toujours aussi affirmatifs que ceux que l'on avait déjà, nous croyons avoir peut-être posé la question avec plus de précision qu'on ne l'avait fait, et en avoir mieux mesuré les difficultés : il est vrai qu'il est à craindre que nos faibles moyens ne nous aient trop souvent servi de mesure. Nous nous sommes surtout chargés du rôle de rapporteur, celui de juge était au-dessus de nos forces ; aussi s'apercevra-t-on que nous ne sommes pas aussi fermes, quand il s'agit de prononcer, qu'opiniâtres, quand il s'agit de discuter. Nous croyons avoir apporté de nouvelles pièces au procès, ce n'est peut-être que pour l'embarrasser, nous dira-t-on, mais n'est-ce pas quelque chose que de retarder une décision hasardée ? On jugera avec plus de connaissance de cause après nous avoir entendu ; on jugera peut-être contre nous ; mais si nous avions la gloire de fournir les motifs du jugement, notre amour propre n'en souffrirait pas, n'est-ce pas tout le mérite auquel il nous est permis d'aspirer. Nous nous proposons de rappeler aux médecins une vérité qu'ils oublient quelquefois ; savoir que leur décision en ce genre pourra renforcer des préjugés funestes, qui coûteront la vie à plusieurs centaines d'enfans. Une intention ultérieure et non moins importante pour nous, a été de provoquer, s'il est possible, de nouvelles recherches, d'exciter de nouvelles observations de la part des praticiens les plus recommandables, à qui seuls appartiennent de droit des questions aussi difficiles. Tous ces motifs réunis peuvent bien nous faire pardonner la hardiesse de remuer les fondemens chancelans de certains points de la science.

Nous croyons, devoir reconnaître que nous avons été beaucoup aidés en dernier lieu dans nos recherches, par celles de M. Broussonnet sur le même objet. Cet estimable professeur a donné dans cette occasion une nouvelle preuve du zèle qui l'anime pour les progrès de la médecine-pratique, et pour ceux de l'instruction. Il a suivi l'épidémie dans toutes ses phases avec son exactitude ordinaire et l'a soumise à l'épreuve si importante de l'inoculation. Il a présenté un aperçu rapide des résultats de ses travaux dans un Discours lu dans la séance publique de la faculté de médecine de Montpellier, pour la rentrée des Cours de 1816. Il se propose enfin de publier l'histoire détaillée et complète de l'épidémie. Lorsqu'on s'occupe avec cette ardeur de la noble science de la médecine, on trouve dans cette occupation seule des dédommagemens bien grands de toutes les tracasseries que suscite l'envie.

Nous devons encore à M. le docteur Golfin des observations aussi importantes par leurs résultats que remarquables par leur exactitude. Ce médecin estimable se proposait de donner un Mémoire sur notre épidémie, et nous n'avons profité qu'avec regret de son travail, lorsque nous avons appris que ce serait pour lui un motif de priver le public de ses recherches ultérieures sur ce sujet.

ESSAI

SUR LES ANOMALIES

DE LA VARIOLE ET DE LA VARICELLE,

Avec l'Histoire analytique de l'Épidémie éruptive qui a régné à Montpellier en 1816.

CHAPITRE PREMIER.

Histoire générale de l'Épidémie.

L'ANNÉE 1815 fut remarquable dans toute sa durée par une extrême sécheresse. L'hiver de 1816 présenta un caractère analogue ; encore même fut-il plus prononcé : les froids se prolongèrent bien avant dans le printemps. Depuis long-temps, on n'avait pas observé dans notre beau climat un hiver aussi pénible, du moins par sa longueur interminable ; il sembla même étendre son empire jusque sur l'été, dont les chaleurs faibles et incertaines lui disputèrent mollement le terrain ;

de telle sorte que l'année 1816 n'eut pas
d'été à proprement parler. Nous pensons
qu'il est inutile de consigner ici les observations météorologiques particulières, dont
ce tableau général n'est que le résultat ;
quand les constitutions sont fortement des-
sinées, comme l'a été la nôtre, il faut les
peindre à grands traits. Cette manière large
et commode de les décrire permet mieux de
saisir leur influence, que si l'on s'embar-
rassait dans les détails journaliers les plus
minutieux (1).

En outre, si le physique avait été tour-
menté par les anomalies du temps, le moral
n'avait pas moins été agité par les vicissi-
tudes politiques qui eurent lieu à cette épo-

---

(1) C'est à M. le docteur Méjan, praticien aussi
recommandable par l'habileté qu'il montre dans son
art, que par l'usage charitable qu'il en fait, que
nous emprunterions ces détails. La médecine de notre
pays lui doit des services pour lesquels elle n'a pas
peut-être toute la reconnaissance qu'ils méritent. Il
continue, depuis plus de vingt-cinq ans, ses observations météorologiques avec autant d'exactitude
que de sagacité. Pour notre compte, nous craindrions
de paraître ingrats, si nous n'apprécions à toute leur
valeur la sagesse des conseils qu'il nous donne, et
la tendresse paternelle des bontés, dont il ne cesse
de nous honorer.

que; l'on sait que les unes et les autres se
font sentir plus aisément sur les constitutions
vives et mobiles des habitans du midi. L'in-
sensibilité physique, comme l'indifférence
morale des peuples du nord, les arme contre
elles, et fait leur santé, comme leur prétendue sagesse.

Le choc des opinions plus fortement décidé chez nous, dut amener des secousses
plus profondes. A la vérité, la plupart des
sujets de l'épidémie, dont il sera ici question,
n'eurent presque pas à souffrir des passions
politiques, du moins d'une manière directe;
placés encore hors de la société, les enfans
continuent leurs jeux à côté des tempêtes
qui l'agitent.

Ce fut dans le courant du mois de mars que
plusieurs enfans nous présentèrent çà et là
les premières traces de l'éruption qui devait
faire tant de ravages dans la suite. Cependant
dans le mois de février, M. Bourquenod
fils, jeune praticien qui jouit déjà de toute
la confiance qu'il mérite, avait observé la
variole vraie chez deux sujets non vaccinés,
et la variole fausse chez un vacciné, dans
une maison de campagne, située à une
petite distance de Montpellier, au côté mé-
ridional (au mas de Couve). Elle était
alors si bénigne, que si quelques vaccinés

n'en eussent été atteints, l'on n'en eût pas
tenu grand compte, et elle eût été aisément
ensevelie dans cette indifférence générale
qui engloutit tous les jours, même dans
la moderne Cos, les observations les plus
curieuses. Dès-lors, elle fixa l'attention des
médecins et du public. Le peuple surtout
saisit avec avidité ce qu'il croyait une preuve
en faveur de son incrédulité avouée contre
les heureux effets de la vaccine, et plus
d'un médecin instruit, il faut l'avouer, favorisa cette opinion, du moins par l'incertitude de son jugement, s'il ne décidait affir-
mativement que l'éruption des vaccinés était
la véritable variole. La plupart cependant
ne se mêlaient pas encore de cette question,
et la maladie leur paraissait si bénigne, le
traitement si simple, si identique dans tous les
cas, qu'ils croyaient à peu près indifférent
de résoudre un problème qui devait devenir
dans la suite si important.

Quels symptômes présentait alors l'épidémie? quel caractère avait-elle? n'y avait-
il qu'une seule maladie, ou y en avait-il
plusieurs? une éruption d'un autre genre
ne vint-elle pas remplacer la première, et
régner d'une manière plus absolue? Il ne
serait pas prudent, il ne serait même guère
possible de décrire en bloc notre épidémie;

on s'exposerait à confondre des affections peut-être bien différentes.

Nous allons nous efforcer de tracer son histoire, ou plutôt nous allons *narrer* tout ce que nous avons vu , et comme nous l'avons vu , dans le même ordre de succession de phénomènes et de transmutation de formes. Nous écarterons avec soin pour le moment toute sorte de jugement sur la nature de la maladie, c'est-à-dire, que nous nous replacerons dans la position où nous étions dès le début de l'épidémie, et même durant une partie de son cours ; car, nous ne craignons pas de l'avouer, nous ne nous sommes pas piqués de nous décider de bonne heure. Il est vrai qu'il était permis à notre âge et à notre inexpérience, de ne pas nous prononcer. D'ailleurs, nous faisions la médecine dans cette classe pauvre que la misère rend si indifférente sur le sort d'enfans qu'elle ne sait trop comment nourrir, et si ignorante qu'elle peut se payer d'une décision vague et insignifiante qu'elle ne sait trop comment comprendre. Nous avons donc profité du bonheur de notre position, et nous avons fait tourner à l'avantage de l'observation même, l'heureuse obscurité de notre pratique. Nous nous rappelions avec plaisir, peut-être avec orgueil (il faut bien que l'amour-propre se

dédommage à sa manière , il ne perd jamais
ses droits) nous nous rappelions donc que les
mêmes circonstances avaient été favorables
dans la fameuse peste de Marseille , à un
nommé BERTRAND , médecin obscur qui fut
plus connu dans la suite de la France entière,
qu'il ne l'était dans le principe des commères
de son quartier.

Si magna parvis componere licet.

Qu'on ne s'imagine pas , en effet, que nous
voulions par-là comparer notre épidémie à
la terrible peste , ni nous-mêmes au respec-
table BERTRAND. En citant cet exemple remarquable , nous n'avons d'autre intention
que de faire sentir aux jeunes praticiens ,
par une exagération volontaire , les avantages
d'une position qu'ils méprisent souvent , et
dont ils ne profitent pas toujours.

Nous n'entrerons pas , surtout pour le moment , dans les derniers détails historiques
de notre épidémie ; nous n'insisterons que
sur les circonstances particulières qu'elle a
présentées , sur celles qui sont propres à
établir le caractère général de l'éruption :
l'art de décrire une maladie consiste moins
à tout noter , qu'à signaler les phénomènes
qui tendent à éclairer le dogme clinique ,
dont on fait l'objet direct de ses recherches.

Nous nous sommes assignés un but, et dès cet instant nous devons *cheminer* en ce sens. Des détails étrangers ne feraient qu'embarrasser le jugement.

Après une fièvre assez vive de deux, trois, ou quatre jours, avec anxiété, nausées, vomissement, assoupissement plus ou moins profond, douleur aux lombes; le corps de l'enfant se couvrait de petites taches rosacées, de forme ronde, avec une inégalité sensible au tact, quand on promenait le doigt sur leur surface. Les premiers boutons paraissaient, dès le début, en différens endroits; le plus souvent cependant ils occupaient la face, et principalement la lèvre supérieure et le dessous du nez; quelquefois les premiers se montraient sur la poitrine, en même temps que sur la face. Presque toujours, du moins dans le principe de l'épidémie, la fièvre se calmait dès l'apparition des premiers boutons; nous nous sommes convaincus cependant, qu'il en fallait un certain nombre pour amener ce résultat. Ces *primeurs* ne devaient pas compter, ni pour la cessation de la fièvre, ni même pour la suppuration et la durée totale des boutons; ils avortaient souvent, ou du moins ne marchaient jamais de front avec les autres. Quand l'éruption était terminée, et souvent cette période était assez

longue , puisqu'elle durait trois , quatre
jours, la fièvre se calmait en entier, et l'enfant
reprenait sa gaité et ses jeux ordinaires, s'il
avait peu de boutons. Ceux-ci se gonflaient
tous les jours de plus en plus. Leur forme
variait sur les différentes parties ; nous avons
remarqué qu'ils étaient petits , pointus et
irréguliers sur la face, qu'ils y prenaient de
bonne heure un point jaunâtre au centre,
et ne présentaient que rarement la dépression
et le godet des boutons varioliques ; tandis
qu'aux extrémités, ils étaient plus gros, ordinairement bombés, arrondis, le plus souvent
avec godet et dépression , mais quelquefois
n'ayant ni l'un ni l'autre. La fièvre de suppuration avait lieu ordinairement la nuit du
sixième au septième , ou du septième au
huitième jour de l'éruption ; elle était souvent
légère, marquée seulement par une soif plus
vive, une chaleur un peu plus élevée, par
de la constipation et du mal de gorge. En
général, il fallait surveiller l'enfant dans cette
période pour constater la fièvre ; il faut même
avouer que dans certains cas , surtout dans
les éruptions à marche rapide, il était impossible de signaler sa présence , malgré la
plus grande attention , et que tout semblait
annoncer qu'elle n'avait point eu lieu. Les
boutons étaient environnés d'une aréole de

couleur rosacée peu vive, et s'étendant lâchement. Ils se remplissaient d'une humeur blanche vraiment laiteuse, qui n'offrait jamais les caractères d'un véritable pus, souvent même en les perçant, on n'en faisait sortir qu'une sérosité plus ou moins trouble. Ils se desséchaient à des époques bien différentes; dans certains cas, ils étaient complètement secs le sixième, le cinquième et même le quatrième jour de l'éruption ; dans d'autres, ils ne l'étaient que du huitième au douzième, ou même le quatorzième jour, à dater de la même époque. Cette différence qui était très-sensible et très-manifeste le plus souvent, devenait ambiguë dans certains cas intermédiaires entre les éruptions les plus courtes et les plus longues. La lymphe que les boutons contenaient, paraissait s'épaissir, se durcir même, et ceux-ci prenaient l'aspect d'une véritable verrue, ils devenaient de plus en plus résistans et fermes, enfin cornés, se revêtant en même temps d'une couleur jaune-brun qui se renforçait de plus en plus. Ils persistaient souvent assez long-temps dans cet état, et ne se détachaient qu'avec peine ; et quand le bouton desséché tombait, on voyait à sa place une fossette plus ou moins profonde, qui s'effaçant peu à peu, laissait une cicatrice durable. Quelquefois, au contraire, la lymphe disparaissait, sans que le bouton se fût ouvert ; sa surface se flétrissait, se ridait et présentait une cavité à demi-remplie d'une lymphe laiteuse, qui pouvait être absorbée et laisser une vésicule irrégulière entièrement vide. Ce même phénomène pouvait se renouveler à plusieurs reprises. Le plus souvent il n'y avait nulle trace de la fièvre de dessiccation ; nous ne l'avons observée que trois fois, dans des cas où l'éruption était très-abondante, et la marche générale de la maladie plus régulière que d'ordinaire. Les pustules des extrémités, surtout inférieures, sorties plus tard que celles des autres parties, avaient une durée plus prolongée que celle qu'elles auraient dû avoir, même à compter de l'époque de leur apparition respective ; souvent celles de la face étaient complètement desséchées, que celles des extrémités, surtout de la jambe et du pied, étaient encore pleines de matière séroso-purulente.

L'enfant, qui ordinairement n'avait pas été malade à proprement parler, présentait vers la fin quelques symptômes de gastricité ; la langue devenait un peu sale, une diarrhée légère se déclarait, durait quelques jours et se terminait d'elle-même, ou par un léger laxatif.

Telle fut la marche générale de l'épidémie,

les deux premiers mois ; elle se présenta
dès-lors sous deux formes différentes qui,
bien séparées dans certains cas, tendaient
à se confondre dans beaucoup d'autres. Dans
la première, tantôt fièvre peu intense pendant
deux ou trois jours ; éruption très-peu
abondante ou prolongée et par plusieurs
reprises ; point de fièvre de suppuration,
point de suppuration proprement dite ; boutons arrondis, remplis d'une lymphe peu
élaborée ; dessiccation rapide, qui souvent
donnait des signes de sa présence dès le
second, le troisième jour après l'éruption, et
qui toujours était renfermée dans l'espace
de six, de sept jours : ce qui était la différence la plus remarquable. Cette forme,
cette espèce d'éruption, si l'on veut, était
très-fréquente, dès le principe de l'épidémie.

Dans la seconde forme, fièvre d'invasion
plus forte, plus longue, éruption plus considérable, boutons avec godet et dépression,
fièvre de suppuration le huitième, neuvième,
dixième ou onzième jour de l'éruption ; durée
totale, à partir de celle-ci jusques à la dessiccation, de 8, 10, 12, 14 jours ; suppuration plus ou moins abondante. Il faut l'a-
vouer cependant, nous n'avons observé que
deux fois une suppuration franche ; presque
toujours elle était irrégulière, séroso-puru-

lente, un plus ou moins grand nombre de
boutons se desséchaient sur eux-mêmes sans
se vuider, et devenaient verruqueux. Dans
l'une comme dans l'autre forme, ils présentaient la même grosseur, le même aspect;
dans certains cas, ils avaient également dépression et godet, à certaine époque de leur
durée ; mais ils différaient beaucoup par la
promptitude de la dessiccation dans le premier
cas, par une marche plus lente et plus prolongée dans le second ; on voyait certaines
éruptions qui étaient si brusques, si rapides,
qu'on ne pouvait évidemment les confondre
dans une même espèce, avec celles qui avaient
une durée beaucoup plus longue, une forme
beaucoup mieux dessinée. Nous avons observé des éruptions qui se formaient et disparaissaient dans trois, quatre jours. Les
vaccinés furent surtout sujets à ces éruptions
fugitives et anomales, et il n'y aurait pas eu
lieu à discussion, si l'éruption qui attaquait
ceux-ci eût été toujours aussi rapide ; mais
quelquefois elle se prolongeait jusques au
sixième, au septième jour à dater de la première apparition des boutons. Le plus souvent
on n'observait pas encore dans cette première
période de l'épidémie, le gonflement successif
des paupières, de la face et des extrémités,
à moins que l'éruption ne fût très-abondante.

Ce qu'il y avait de singulier, ainsi que l'a très-bien remarqué M. le Professeur Broussonet, c'était l'absence complète de l'odeur spécifique de la petite vérole ; elle ne se montra pas même dans les cas qui appartenaient incontestablement à cette éruption.

Jusqu'au mois de juin, l'épidémie n'avait été que très-bénigne ; on mettait alors en doute si la maladie régnante était la variole ou la varicelle ; quelques enfans seulement étaient morts çà et là ; pour notre compte, nous n'en avions point encore perdu, et déjà nous en avions soigné un assez bon nombre. Notre traitement était aussi simple que la maladie nous le paraissait ; dès le début, un léger émétique, autant pour combattre la gastricité qui signalait le plus souvent cette époque, que pour porter les mouvemens à la peau et favoriser l'éruption imminente ou commencée ; quelquefois même, après l'éruption presque terminée, nous n'hésitions pas à administrer l'émétique, pour peu qu'il nous parût indiqué et lorsque rien ne s'y opposait d'ailleurs, ne fût-ce que pour être assurés de n'avoir rien à faire durant le cours de la maladie, temps où il est toujours très-difficile d'agir. Nous laissions aller l'éruption, nous ordonnions une simple tisane, un régime un peu sévère, qu'on ne suivait pas

toujours sans s'en trouver plus mal, un laxatif
à la fin, lors de la dessiccation, ne fût-ce
que pour suivre l'usage des praticiens et
les préceptes de l'école. Les choses en étaient
à ce point, lorsque nous commençâmes à
nous apercevoir que le caractère de l'épidémie avait considérablement changé, soit
en lui-même, les éruptions prolongées devenant de jour en jour plus communes; soit
par sa gravité et par de nouveaux élémens
qui étaient venus compliquer sa simplicité
première. Ce changement de l'éruption nous
parut commencer vers le mois de juillet,
s'aggraver de plus en plus jusques au mois
d'août, dans lequel l'épidémie fut la plus
meurtrière, et diminuer d'intensité en septembre. La fièvre d'invasion était plus grave
et plus orageuse, l'éruption plus abondante, et souvent irrégulière : quelquefois,
nous avons vu les boutons extrêmement
rapprochés et petits, s'arrêter fixément
dans leur marche pendant deux ou trois
jours; la fièvre ne se calmait point avec
l'apparition des boutons, ou si elle se calmait, elle reprenait bientôt dans la suite,
sans autre cause que l'irrégularité même de
la maladie; les boutons se gonflaient peu
à peu, mais ils n'étaient jamais remplis
d'une matière vraiment purulente; vers

le onzième et douzième jour, ils s'affaissaient sur eux-mêmes, se ridaient, et prenaient une teinte pâle-bleuâtre dans le milieu. Ce point central se déprimait, se desséchait, se collait sur sa base; les symptômes s'aggravaient dès-lors rapidement. Les boutons prenaient une teinte de plus en plus rembrunie et vraiment gangréneuse; quelquefois cette tournure fâcheuse de la maladie était prompte, et n'était nullement annoncée par les symptômes antérieurs, seulement la maladie n'avait pas marché d'une manière franche et décidée. On avait souvent remarqué vers la fin une lenteur menaçante, tout à coup la gangrène se montrait sur un point: nous l'avons observée une fois sur le front, deux fois sur les joues, autour des lèvres; dans d'autres cas, elle a commencé par les extrémités inférieures, et principalement par les pieds. Nous apercevions sur un orteil un point brunâtre, qui d'abord ne nous inspirait que des craintes vagues et incertaines, se confondant avec la teinte foncée que prenaient les boutons en se desséchant, mais dont nous apprîmes dans la suite à mieux connaître la valeur. Ce qu'il y eut de remarquable, du moins ce qui nous parut tel dans la plupart des cas, c'est que la complication gangréneuse, n'était

point le résultat de l'association de la maladie avec une fièvre de mauvais génie;
celle-ci ne se montrait guère qu'après celle-
là, et n'avait pas même alors de caractère
bien marqué; ce qui nous fit admettre que
les éruptions peuvent autant décider la
mort par elles-mêmes, quand elles tournent
à mal, que par leur réunion primitive à
une fièvre grave. Cette remarque nous a
donné lieu de penser qu'on avait établi trop
généralement, qu'il ne fallait tenir compte
dans la variole que de la fièvre concomitante,
que c'était de celle-ci seulement que pouvait
provenir tout le danger, et que devaient
dériver toutes les indications thérapeutiques,
l'éruption cutanée n'étant rien par elle-même.
Ce que nous avons eu occasion d'observer
dans notre épidémie, nous a paru devoir
nous inspirer des conclusions opposées, aux-
quelles nous nous garderons bien cependant
de donner une généralité qui les rendrait
aussi erronées; nous avons cru devoir penser
que les boutons étaient beaucoup par eux-
mêmes, que c'était eux qui, par leur nombre
et leur vive inflammation, allumaient, dans
certains cas, une fièvre très-intense, et exci-
taient une foule de symptômes d'irritation;
que c'était eux qui tournaient à la gangrène,
menaient à leur suite des fièvres graves, et

la mort. Nous avons conclu de là , qu'il fallait traiter ces boutons localement, et ne pas se contenter de faire attention seulement à l'état général du corps. En effet, quelle ne doit pas être l'influence de tant de petits phlegmons , si rapprochés, placés dans les parties les plus sensibles de la peau ; lorsque l'on voit qu'un simple furoncle peut occasioner une fièvre très-vive, et même la mort , s'il passe à la gangrène ! Or, que fait-on dans ce cas ? On attaque le phlegmon selon les périodes , et l'état de l'inflammation , par les émolliens et les anti-septiques ; il serait contre les principes de ne tenir compte que de l'état général. D'après ces idées , ne pourrait-on pas modifier le traitement de la variole dans certains cas ? et n'est-ce pas ce qui expliquerait les heureux effets des bains tièdes , des fomentations , de l'air frais dans le traitement de la variole ?

La mort se faisait long-temps attendre, et il ne fallait pas trop se piquer de fixer le jour fatal ; nous avons vû des enfans se mourir durant plusieurs jours, et nous présenter le spectacle le plus désespérant pour le médecin , comme pour les parens ; ce qui provenait, selon nous , de ce que la gangrène était plus locale que générale. Nous avons soigné , entr'autres , une petite fille, dont les paupières, et peut-être même le globe de l'œil, qui était caché en-dessous, étaient sphacélées ; ce qui donnait à sa physionomie l'aspect le plus affreux : encore même ne pouvait-on pas trop fixer l'organe ainsi maltraité ; tant une puanteur horrible qui s'exhalait du corps de l'enfant, s'opposait à l'examen le plus hâtif !

Dans un autre cas, nous avons vu la gangrène être précédée, et s'accompagner d'une véritable dissolution du sang. L'éruption avait assez bien suivi sa marche dès le principe ; nous avions pu croire, avec quelque raison, que l'enfant était hors de tout danger ; cependant, vers la fin de la suppuration (c'était toujours à cette époque que paraissait la gangrène), la maladie devint comme stationnaire : nous ne savions à quelle cause attribuer ce retard insolite ; on nous dit, comme par hasard, (les personnes du peuple, les mères même sont souvent si insouciantes sur le sort de leurs enfans !) on nous dit que l'enfant avait déjà eu plusieurs hémorragies nasales ; nous crûmes ne devoir pas une grande attention à un rapport fait sur un ton si peu alarmant : nous fîmes appliquer des vésicatoires derrière les oreilles, pour diminuer une fluxion sur les yeux qui étaient gravement entrepris par la maladie, et qui l'avaient été d'autant plus, malgré toutes nos précautions, que ces organes étaient affectés habituellement d'une inflammation dartreuse très-vive. Le lendemain, nous trouvons les plaies des vésicatoires couvertes de sang; le corps présente, d'intervalle en intervalle, de grandes cloches brunâtres qui se crèvent, et laissent échapper un sang fleuri. Nous nous hâtames d'administrer le quinquina, ainsi que l'acide sulfurique sous toutes les formes. L'enfant mourut dans deux jours, après une nouvelle apparition de ces cloches sanguines avec plaques gangréneuses. M. Broussonet a observé un cas analogue par les symptômes, mais bien différent par l'issue (p. 16, disc. cité).

Les catastrophes multipliées que nous eûmes à déplorer à de très-courts intervalles, comparées surtout aux succès antérieurs, nous firent bientôt reconnaître le changement de l'épidémie. Cependant, notre première idée fut d'accuser la négligence des parens, qui, malgré toutes nos recommandations, livraient très-souvent les enfans à eux-mêmes, et leur permettaient de se déchirer. Nous nous accusions même de ne pas donner d'assez bonne heure les toniques les plus énergiques; nous décidâmes de commencer leur emploi dès le principe de la suppuration; puisque cette

période se montrait marquée par une dissolution gangréneuse aussi prompte que funeste ;
il fallait les employer, selon nous, avant même
qu'ils parussent indiqués par les symptômes.
Nous suivîmes ponctuellement ce nouveau
plan de traitement ; nous l'avouons avec franchise , nous n'avançâmes rien. Nous nous
informâmes si nos confrères étaient plus heureux que nous, nous apprîmes qu'ils éprouvaient les mêmes insuccès, par des méthodes
analogues à la nôtre, ou même encore mieux
dirigées. Il fallut donc reconnaître que le
caractère de l'épidémie avait changé , que
celle-ci avait pris une tournure gangréneuse,
que rien ne pouvait arrêter , quand elle était
bien décidée : ce qui n'est que trop vrai
en général pour toutes les épidémies meurtrières.

Une seconde complication vint encore
associer sa funeste influence à la première ;
les vers se mirent de la partie : dans un cas,
nous en avons vu rendre plus de trente,
soit par les efforts de la nature , soit par
les heureux effets de nos médicamens ; et
cependant une diarrhée colliquative se déclare, déjà les boutons confluens, qui formaient une croûte très-épaisse sur la face
et sur les bras , se brunissent , se fen-
dillent, présentent des sillons blanchâtres

avec des points rouges, et exhalent une
odeur fétide et cadavéreuse : en vain, nous
nous appliquons à remplir, avec autant
d'adresse que possible, les indications opposées; en vain, nous évacuons et combattons
les vers avec des potions à la fois anthelmentiques et antiputrides ; nous associons le
sirop de limon avec l'huile de Ricin : à la
vérité, nous avons la satisfaction de calmer
les accidens les plus graves, et de rendre
en quelque sorte à la vie un enfant, qui
était resté une demi-heure dans une syn-
cope convulsive. Mais malgré tous nos soins,
malgré des visites répétées le jour, la nuit,
malgré l'emploi de tous les toniques et de
tous les antiseptiques, l'état gangréneux
allait toujours son train, et nous n'eûmes
que la satisfaction, si c'en était une, de
prolonger de quelques jours une vie aussi
misérable.

Au reste, si nous mêlons les détails du
traitement à l'exposition des symptômes de
l'épidémie, c'est que nous croyons qu'ils
appartiennent à l'histoire même de la maladie,
et sont très-propres à en montrer la véritable nature : ce n'est que sous ce rapport, que nous faisons mention de nos méthodes générales de traitement, notre épidémie n'ayant rien offert de particulier par

sa thérapeutique, ne mérite pas d'arrêter l'attention du lecteur; notre intention est seulement de noter avec un soin scrupuleux, dans le tableau de notre maladie, toutes les circonstances propres à en faire ressortir le caractère essentiel. C'est dans ces vues qu'a été tracée, et que doit être lue cette histoire générale.

Quoique la maladie fût alors plus fortement dessinée, et qu'il ne fût guère plus permis de méconnaître ce qu'elle était à cette époque de son cours, elle n'était pas cependant plus régulière, sa marche plus franche, et la suppuration surtout moins incomplette. Les boutons ne se remplissaient jamais d'un véritable pus, celui-ci était toujours plus ou moins séreux; nous avons même observé que chez les enfans scrofuleux, à peau blanche et fine, l'aréole inflammatoire était d'une couleur rose très-tendre, le bouton, de forme irrégulière, était translucide, rempli d'une sérosité limpide, qui s'épaississait ou qui plutôt se troublait faiblement à la fin, tandis que la vésicule, à moitié remplie, se ridait et se flétrissait. En général, nous avons cru remarquer que la gangrène était très-facile dans cet état de choses, et avec ce tempérament très-prononcé, elle donnait une odeur acide particulière que nous ne saurions comparer à aucune autre ; mais qui nous a paru très-différente de l'odeur ordinaire de la gangrène. Cependant, ce pronostic funeste n'était pas sans exception, et nous avons traité avec succès une variole très-confluente, qui présentait tous ces caractères, chez une jeune fille scrofuleuse. Il est à remarquer que dans ce cas, la maladie éruptive suspendit complètement la suppuration d'anciens ulcères aux aînes ; mais que celle-ci reprit de plus belle après la dessiccation, que les ulcères devinrent plus larges et plus multipliés : cette fille est morte un an après, par suite de ces ulcères.

La convalescence fut le plus souvent très-lente, marquée par un état de langueur et de tristesse très-sensible. La peau pâle et décolorée devenait aride et desséchée ; une toux, plus ou moins pénible, tourmentait souvent les enfans ; certains étaient tracassés par une diarrhée plus ou moins opiniâtre ; ils maigrissaient tous considérablement et avec rapidité.

Dans cette seconde époque de l'épidémie, les éruptions rapides devinrent tous les jours plus rares, et celles au contraire prolongées, plus communes. Cependant, vers la fin de l'épidémie, elle nous parut présenter la même dégénérescence qu'au début, la maladie était seulement plus longue, plus lente ; mais la suppuration encore plus irrégulière et plus imparfaite : nous l'avons vue complètement nulle sur deux enfans ; les boutons petits et durcis ressemblaient à de gros boutons de gale, et il eût été impossible de reconnaître leur véritable caractère, si on n'avait été éclairé par une notion antérieure de l'épidémie. Cependant celle-ci diminua ainsi peu à peu, et disparut en entier, vers les mois de septembre et d'octobre 1816.

Telle est l'histoire succincte de la marche successive de notre épidémie éruptive, et des formes ou des espèces, ainsi que des complications sous lesquelles elle s'est présentée. Nous avons tracé en quelque sorte l'histoire *naturelle* de la maladie, d'une manière générale ; nous présenterons de nouveaux détails dans son histoire *pratique* : ces détails sont d'autant plus nécessaires, que notre histoire générale peut passer à juste titre, pour embarrassée et confuse ; mais ne pouvons-nous pas dire, pour nous excuser, que c'est moins notre faute à nous que celle de la nature elle-même, qui nous a présenté cette confusion ? Nous devions en historiens fidèles retracer les objets tels qu'ils se sont offerts à nous, ainsi qu'à de meilleurs observateurs.

CHAPITRE SECOND.

Détermination générale du caractère des éruptions de notre épidémie, et de leur division en petites véroles vraies et en petites véroles fausses.

C'est à dessein que nous n'avons signalé notre épidémie sous aucune dénomination particulière; nous avons voulu laisser plus de liberté à l'esprit du lecteur, et nous en ménager davantage à nous-mêmes. On pourra partager ou non l'idée que nous allons émettre sur le caractère de nos éruptions, la description en sera toujours là, pour confirmer ou pour détruire le jugement que nous ou tout autre en aurons porté. En général, quand il s'agit de prononcer sur la nature d'une épidémie, on ne saurait trop suspendre, dans certains cas, une décision définitive; l'on ne saurait trop attendre d'avoir sous les yeux un grand nombre de faits, pour asseoir une opinion solide. Nous avouons même que, consultés sur des éruptions douteuses, nous avons osé répondre plus d'une fois, surtout dans le début de l'épidémie, que nous n'étions pas encore assez amplement informés, et qu'il fallait nous familiariser davantage avec l'épidémie pour décider de son caractère. Il est vrai que cet aveu était presque sans mérite pour nous : aussi ne voulons-nous pas nous en faire un titre d'éloges ; nous voulons seulement convaincre le lecteur de la lenteur réservée, avec laquelle nous avons formé notre jugement. Peut-être devraient-ils en faire autant, à plus forte raison, les médecins les plus exercés et les plus habiles dans la pratique de notre art, eux dont l'opinion a tant de poids sur le public, et peut avoir une influence aussi funeste que salutaire dans ces circonstances difficiles !

Vers la fin de l'épidémie, nous étions nous-mêmes plus décidés, plus tranchans même, si l'on veut, parce que nous étions plus instruits ; il est tel cas dont nous n'avons eu une idée nette et positive qu'en dernier lieu, et long-temps après qu'il nous était passé sous les yeux, lorsque nous avons eu à notre disposition un plus grand nombre de faits analogues, et que nous avons acquis, par la comparaison de ces faits, des données plus précises et plus exactes que celles que nous pouvions avoir saisies à la dérobée, au milieu du tracas de l'observation journalière, et du tumulte des discussions opposées. D'ailleurs pour bien voir un objet, ne faut-il pas à la fois le regarder de loin et de près ? Que ceux qui seront tentés de

blâmer notre réserve, se rappellent qu'il
n'est rien de plus difficile que d'observer
les choses même les plus journalières, et
que rien ne nuit davantage au génie de l'observation, qui fait tout le mérite de notre art,
que la manie des décisions précipitées et trop
tranchantes. L'expectation est l'âme de l'observation comme de la vraie thérapeutique,
on juge mieux dans le premier cas, comme
l'on ordonne plus heureusement dans le second. Tant que l'homme n'aura pas la péné-
tration d'un ange, EXPECTA sera la maxime
de la sagesse dans tous les arts, comme dans
toutes les sciences. Il faut suivre toujours les
inspirations de la nature, jamais il ne faut les
forcer ; malheur à celui qui voudrait faire
aujourd'hui l'oracle !

D'après notre histoire générale de l'épidémie, nous pensons qu'il a régné deux
maladies éruptives, la varicelle ou petite
vérole volante, et la variole ou petite vérole vraie. La première s'est montrée, surtout dès le début de l'épidémie, et peut-
être a-t-elle reparu vers la fin, en faisant
toutefois de temps en temps quelques apparitions dans l'intervalle. La seconde ou la
variole vraie se glissa, se mêla dès le principe parmi les varicelles ; elle leur était
d'abord entièrement subordonnée, celles-ci

semblaient lui faire la loi que la variole
recevait d'autant plus aisément, il faut l'a-
vouer, qu'elle - même était anomale et
irrégulière ; peu à peu cependant elle se
dégagea des entraves que la varicelle lui
imposait ; se débarrassant de plus en plus,
elle se montra enfin sous ses véritables traits,
quoique conservant toujours quelque chose
de l'imperfection de sa prémière forme : elle
se compliqua vers la fin avec l'état gangréneux,
tantôt local, tantôt général, et avec la dia-
thèse vermineuse. Au reste, cette sorte de
lutte entre deux épidémies successives et
simultanées, n'est point le résultat d'une
vue métaphysique sur le rapport des maladies régnantes ; elle est le fruit des observations les plus exactes des plus grands médecins, elle pourrait même, si les vérités
pratiques avaient besoin d'autre appui que de
leur exactitude même, se confirmer par les
principes les plus incontestables de la physiologie la plus relevée ; savoir, que l'économie vivante se prête mal aisément à la
fois à deux impressions morbides, et qu'elle
cède en entier à la plus forte, à celle qui
décide enfin une victoire plus ou moins
vivement disputée, plus ou moins long-temps
balancée.

Quoi qu'il en soit de cette explication
qui vaut bien toute autre que l'on pourrait recevoir ou rejeter, nous établissons
comme un fait qui nous paraît certain, que
nous avons eu une épidémie de varioles légitimes et de varicelles, et que celles-ci se
sont montrées principalement dans le début.
La première lecture de notre histoire générale, comme le donnait la première vue de
notre épidémie, a fourni sans doute ce résultat important.

En effet d'une part, à quelle autre
maladie qu'à la varicelle, rapporter ces
éruptions, qui se montraient quelquefois
sans nulle fièvre, ou avec une fièvre légère d'un ou de deux jours seulement,
ou qui éclataient en même temps que la
fièvre? ces éruptions, qui se faisaient tantôt
comme en un seul instant, tantôt par des
poussées séparées et divisées par des intervalles plus longs que ceux qui peuvent
ralentir, mais non point suspendre le développement successif, graduel et normal des
éruptions varioliques? A quel autre exanthème qu'à la varicelle rapporter des boutons
qui, le quatrième, le troisième, le second,
ou même le premier jour de leur apparition,
se gonflent considérablement, avec une rapidité que l'œil peut presque suivre d'heure

en heure, se remplissent d'une sérosité d'abord limpide, qui se trouble, blanchit, s'épaissit, sans jamais présenter les caractères d'un véritable pus ; des boutons, qui de suite s'ouvrent, se dessèchent ou se vident, laissent des croûtes superficielles qui tombent en écailles, ou se durcissent en verrues? Il est inutile de s'arrêter plus long-temps sur un diagnostic aussi facile ; dans ces cas si fortement dessinés, qui ne reconnaît une petite vérole fausse ou bâtarde?

D'un autre côté, à quelle maladie qu'à la variole légitime, rattacher un très-grand nombre de traits de l'épidémie que nous avons décrite? N'y reconnaît-on pas la fièvre d'invasion propre à cet exanthème, dans les caractères suivans : nausées, vomissement, somnolence, assoupissement, douleur aux lombes, oppression, durée de cette première fièvre pendant trois, quatre jours, cessation de celle-ci immédiatement après l'éruption? Ne retrouve-t-on pas sa marche particulière, dans l'éruption successive des boutons, qui commençaient le plus souvent par la face et finissaient par les extrémités? La forme propre aux boutons varioliques, dans la dépression sur le sommet et le godet, au centre de cette dépression, ainsi que dans l'aréole inflammatoire, qui les environnait? La fièvre de suppuration, qui, lorsqu'on y faisait bien attention, a eu lieu dans un assez grand nombre de cas et au temps prescrit, c'est-à-dire, le neuvième, le onzième, ou douzième jour, ne la caractérise-t-elle pas? Enfin la durée totale de la maladie, dans ces cas, n'a pas été moindre de douze jours, depuis la première fièvre jusqu'à la dessiccation.

On n'a qu'à comparer l'histoire générale de notre épidémie, considérée sous le double point de vue sous lequel nous l'envisageons, avec toutes les histoires bien faites de varioles et de varicelles, et on se convaincra bientôt de l'exactitude de notre double diagnostic. Il ne s'agit point de se livrer à des raisonnemens qui ne sont ici de nulle compétence, ni à des préventions aveugles, ou à des notions vagues et indéterminées; il faut comparer les symptômes, la marche, la forme de la maladie. Telle est la seule logique du praticien. C'est dans l'observation seule du présent et l'expérience du passé, que réside la véritable médecine.

Si notre double épidémie de variole et de varicelle s'était présentée sous des symptômes aussi fortement tranchés, si les deux espèces d'éruption avaient toujours conservé avec autant de pureté le caractère qui les distingue, il n'eut jamais été permis de le confondre, pas même de les rapprocher, un seul instant, par la moindre indécision. Mais, d'une part, la variole légitime se montra souvent anomale, irrégulière, surtout dans sa dernière période, ou dans sa période de suppuration, qui fut incomplète, et presque *manquée* en entier en quelque sorte, d'où la marche générale de la maladie fut dérangée, sa durée plus courte, et partant sa nature plus incertaine, et son diagnostic vraiment douteux dans certains cas. D'un autre côté, il y eut tant de varicelles, qu'on put en voir de toutes les formes, de toutes les espèces. La constitution éruptive était si prédominante, le virus de la variole qui imprégnait l'atmosphère, était si abondant, que cette circonstance peut rendre raison de ce phénomène, peut-être avec assez de vraisemblance, surtout si l'on rappelle les observations analogues, faites dans d'autres épidémies.

Quoi qu'il en soit de la cause, il est très-sûr par le fait, que les varicelles prirent une forme plus fortement dessinée que d'ordinaire. Un très-grand nombre fit mine de donner une suppuration qui simulait d'autant mieux la suppuration de la variole légitime, que celle-ci était séreuse et imparfaite ; tandis que beaucoup de varioles

tronquées et comme avortées dans leur marche, avaient une durée plus courte que
d'ordinaire, les varicelles tendaient à se
prolonger. Les deux éruptions semblaient
se combiner et se confondre, l'une était
peut-être modifiée par l'autre, et elles formaient quelquefois une sorte de *monstre* pa-
thologique, dont le praticien le plus exercé
avait peine à démêler les traits primitifs.
C'est ce mélange des deux éruptions ; c'est
l'anomalie qui a été propre à l'une et à
l'autre, qui ont pu, dans notre épidémie,
provoquer des jugemens opposés, dans le
même cas, de la part de praticiens également
recommandables, jugemens qui ont donné
naissance à des préjugés funestes à la propagation de la vaccine ; ce sont eux enfin, qui
rendent notre épidémie susceptible d'inspirer
un grand intérêt, et de fournir, surtout en
d'autres mains, une instruction précieuse.
Jamais peut-être la varicelle et la variole ne
se sont approchées de plus près, n'ont pris
davantage les apparences l'une de l'autre ;
aussi n'est-il point facile de faire le partage
entre ces deux éruptions et de rapporter à
chacune d'elles ce qui lui appartient. Quel
esprit d'analyse, à la fois subtil et solide,
adroit et ferme, ne faudrait-il pas pour tirer
la ligne de démarcation, qui doit les séparer !

Nous allons essayer cette entreprise har-
die; d'autres seront peut-être plus heureux
que nous : nous ne nous réservons que le
mérite de fournir des données pour la
solution des importantes questions que nous
élevons. Nous traiterons, 1.º de la variole
légitime et de ses anomalies considérées en
général et en particulier dans notre épidémie; 2.º de la varicelle et de ses espèces;
en rapprochant toujours, dans l'un et l'autre
chapitre , les observations analogues des
meilleurs praticiens de celles que nous a
fournies notre épidémie.

CHAPITRE TROISIÈME.

*Des irrégularités de nos varioles légitimes,
histoires d'épidémies analogues.*

Notre variole a été essentiellement anomale. La marche des boutons a été en
général trop rapide , même dans des cas qu'il
était impossible de ne pas rapporter à la
variole vraie. Le huitième , le septième jour
de leur éruption, les pustules se desséchaient.
Assez souvent , la fièvre de suppuration a
manqué , la suppuration elle-même n'a presque jamais été franche et légitime. Elle con-

sistait en une sérosité laiteuse, trouble et à demi élaborée, et non en un véritable pus, comme cela a lieu ordinairement dans la variole régulière ; cette sérosité s'épaississait en verrue ou était entièrement absorbée. Ce caractère de la suppuration était si sensible, qu'il frappait bientôt les yeux des personnes étrangères à notre art ; les mères, qui avaient déjà eu des enfans atteints de la petite vérole, ne manquaient pas de nous en faire la remarque ; enfin, nos malades n'ont presque jamais donné l'odeur spécifique, qui caractérise la variole. Il est donc constant que notre variole était irrégulière ; mais l'était-elle au point de lui faire perdre le titre de variole et de lui mériter toute autre dénomination, quelque qu'elle soit ? pour résoudre cette question importante, nous avons cherché s'il n'y avait pas dans les observateurs les plus exacts des histoires de varioles analogues à notre épidémie ; c'est par le rapprochement des faits du même genre, qu'il faut décider toutes les questions, qui peuvent s'élever en médecine ; ou plutôt, c'est ce rapprochement seul des faits qui constitue la théorie pratique de notre art. Les anciens empiriques avaient entrevu cette grande vérité, qui ne pouvait acquérir cependant toute sa valeur que par la découverte de l'imprimerie, et la multiplicité des observations faites sur toute la surface du globe.

D'abord, quant à l'absence de l'odeur variolique, nous avouons que nous n'avons pas trouvé des observations marquées par cette circonstance singulière; mais cela ne tiendrait-il pas peut-être à ce que l'on n'a pas cru que l'existence de cette odeur spécifique, fût essentielle et indispensable pour établir le caractère de la variole ? d'ailleurs, les praticiens disent-ils tout ce qu'ils observent dans les maladies; ils ne doivent les peindre qu'à grands traits, et ce ne sont pas des miniatures qu'ils dessinent. Quoi qu'il en soit, nous en ferons, si l'on veut, un reproche à leur exactitude ordinaire; l'odeur n'est rien moins qu'à dédaigner dans le diagnostic de certaines affections morbides. Dans le commencement de l'épidémie, lorsque la maladie était encore plus altérée que dans ses progrès, nous donnions une grande valeur à l'absence de ce signe; mais dans la suite, ayant observé des cas, qui appartenaient incontestablement à la variole légitime, et qui ne présentaient pas cependant l'odeur *sui generis*, nous avons dû nous dire : une violette cessera-t-elle de mériter ce nom, parce que, produite par un sol trop humide, trop enfoncé, peu favorable, en un mot, à son développement, elle n'aura point l'odeur, qui est propre à cette fleur? Ce sera, si l'on veut, une violette imparfaite, anomale, irrégulière ; mais ce sera toujours une violette.

D'ailleurs, l'odeur qui caractérise la variole, n'est bien sensible que durant la période de la suppuration, et à l'époque, pour ainsi dire, de la *floraison* et de la régénération de la maladie. Or, dans notre épidémie, la suppuration était mal élaborée, souvent presque nulle, nous le prouverons bientôt ; ces imperfections de la suppuration sont des irrégularités qu'il faut passer à la nature : faut-il donc s'étonner que nos varioles n'aient pas été marquées de ce signe? En général, l'odeur suppose que le corps, qui la fournit, jouit de sa meilleure constitution possible. Les fleurs des plantes débiles ne donnent que peu ou point d'odeur; les mâles énervés n'ont point leur arôme propre, et cependant les unes sont toujours des fleurs de leur espèce, et les autres toujours des mâles tant bien que mal. On fera, si l'on veut, une espèce de variole sans odeur, comme on en ferait une des violettes privées du même caractère ; mais à quelle autre espèce d'éruption qu'à celle des petites véroles rapporter cette variété ?

Venons-en maintenant à l'examen de l'irrégularité la plus remarquable, qu'a présentée
notre épidémie, savoir : l'imperfection de la
suppuration. Ici les faits analogues ne nous
manqueront point ; tous les praticiens, tous
les auteurs parlent de varioles *crystallines,*
séreuses, lymphatiques, dans lesquelles, la
suppuration peu franche ne présente point
les caractères qui la signalent, quand elle est
régulière et complète : ils ont tous noté la
terminaison verruqueuse des boutons. On
peut voir dans Sauvages le tableau de toutes
ces variétés. N'y reconnaît-on pas bientôt
toutes les formes qu'a revêtues notre épidémie?
Les noms *de vésiculaires,* de *siliqueuses,* de
crystallines, ne rendent-ils pas avec fidélité
l'aspect de nos boutons remplis d'une sérosité
limpide, comme ceux de varioles *verruqueu-*
ses, de varioles *sèches,* expriment l'état particulier de dureté, dans lequel ils se présentaient quelquefois. La description, que donne
Sauvages de toutes ces espèces de varioles anomales, est empruntée du célèbre Méad, un des
historiens les plus exacts de la petite vérole.
L'observateur Anglais remarque, avec la plupart des praticiens, que ces formes irrégulières de la maladie s'accompagnent de ma-
lignité ; nous nous sommes cependant convaincus dans notre épidémie, qu'elles peu-

vaient appartenir à des varioles bénignes,
comme à des varioles de mauvais caractère;
d'où nous serions portés à conclure qu'elles
dénotent seulement, d'une manière générale,
la nature anomale et maligne de l'épidémie
prise en bloc. A cette occasion, nous décla-
rerons franchement qu'à la division vulgaire
de la variole en discrète et en confluente,
nous préférerions très-volontiers celle d'anomale et de régulière. Elle nous paraîtrait
plus clinique, et plus propre à tenir l'esprit
des praticiens toujours ravisés sur les variétés que peut présenter une même maladie,
sans cependant changer de nature. Sydenham avait admis cette distinction et en avait
déjà tiré le plus grand parti, pour tracer,
avec plus d'exactitude qu'on ne l'avait fait
avant lui, l'histoire de la variole. Mais quels
avantages ne pourrait-elle pas fournir encore,
si un praticien exercé entreprenait de peindre
toutes les formes que peut revêtir la variole,
sans cesser d'être variole, à peu près comme
un naturaliste décrit toutes les espèces de
chien, de canari, etc. etc!

Mais continuons pour notre part à signaler
les petites véroles marquées par les anomalies
de la suppuration. Eller a très-bien observé
que les boutons de variole, chez les sujets
faibles et délicats, suppurent trop vîte ou trop

tard, ou bien se remplissent, au lieu de pus, d'une matière ichoreuse et d'un sang dissous ; qu'il s'élève quelquefois sur le corps des individus cacochymes, tantôt des pustules qui ressemblent à des verrues ne contenant aucune matière, et formées par de petites lames réunies, tantôt des vésicules qui renferment une humeur âcre et transparente. Il pense que tous ces écarts sont ordinairement occasionés par l'état de la matière variolique ; qu'ils ont souvent des suites fâcheuses, et viennent de la mauvaise constitution du sang ou des viscères.

Il semble que le genre d'anomalie et d'irrégularité, dont il est ici question, soit le plus naturel et le plus commun, toutes les fois qu'un tempérament affaibli, ou une constitution atmosphérique trop dérangée, ne permettent pas à la maladie son développement ordinaire et normal. On pourra nous objecter, que les éruptions, dont il s'agit, appartiennent aux petites véroles fausses et bâtardes ; mais quoique nous devions prouver ailleurs, que parmi les éruptions de ce genre, que beaucoup d'auteurs nous ont données comme des varioles vraies, il y en a réellement qui doivent être rangées incontestablement parmi les varicelles ; cependant d'un autre côté, si l'on fait attention que ces espèces sont souvent malignes et mortelles ; qu'elles présentent tous les caractères de la variole, s'accompagnant successivement des fièvres d'éruption, de suppuration et de dessiccation ; qu'elles ont une durée totale de 14, de 21 jours ; qu'enfin, elles mettent à couvert d'une seconde contagion : on n'hésitera pas un seul instant à considérer ces exanthèmes comme devant être rangés dans la classe des varioles légitimes, mais irrégulières.

Nous allons maintenant citer des exemples d'épidémies entières, qui ont présenté les mêmes anomalies que la nôtre. Voici ce qu'on lit dans l'histoire de l'épidémie de Gottingue, si bien tracée par Rœderer et Wagler (1).

« Au commencement de l'hiver de l'année 1761, le caractère lymphatique cru de l'épidémie générale, se transforma lentement en un autre très-différent au premier aspect, c'est-à-dire, en épidémie de petite vérole : mais il est certain que la petite vérole s'éloigne peu des affections lymphatiques, et qu'elle ne diffère de cette cacochymie crue du suc nutritif, dont on vient de parler, qu'en ce qu'elle est d'une nature plus cuite ;

_____

(1) Traité de la maladie muqueuse, trad. de Le Prieur, p. 68, _et dissert. de morbo varioloso_, p. 23.

la maladie varioleuse retint encore quelques
attributs de la maladie lymphatique crue,
les glandes lymphatiques furent souvent le
siége d'un vice difficile à réduire, la fièvre
de coction plus lente que d'ordinaire par
la difficulté de la suppuration, devenait funeste à un grand nombre. »

On voit ici, comme dans notre épidémie,
une difficulté marquée dans la suppuration,
et un état de crudité de la lymphe. Au
reste, ces expressions théoriques, dédaignées
avec tant de mépris par les solidistes modernes, n'en rendent pas avec moins de fidélité l'état sensible des humeurs, et peuvent
être admises en ce sens, par l'esprit le plus
décidé à ne se permettre la moindre hypothèse.

Rœderer et Wagler s'élèvent de ces observations particulières à des principes généraux, dont la vérité se lie trop naturellement à l'histoire de notre épidémie pour
les passer sous silence; ils pensent que la
variole, même la plus régulière, doit être
considérée comme une affection moins inflammatoire que lymphatique; notre illustre
Grimaud avait embrassé la même opinion,
et la soutenait à sa manière, c'est-à-dire,
sur des preuves solides, et sur des hypo-
thèses ingénieuses.

La variole, en effet, est une maladie de l'enfance, une affection propre à cet âge, où le système lymphatique jouit d'une prédominance si incontestable, et où le système sanguin est encore engourdi, puisqu'il n'a point reçu l'éveil que lui imprime l'action profonde des organes sexuels. C'est dans le système lymphatique que se passent les principales scènes du virus variolique en action; c'est lui qui le reçoit, qui le transporte, et qui peut-être le garde dans son sein, durant toute la maladie. On peut se convaincre de la vérité de ces assertions, mieux encore dans la variole inoculée, que dans la variole naturelle; on y suit plus aisément la marche et les voyages du virus.

M. Hallé a prouvé que la fièvre de suppuration était plus lymphatique qu'inflammatoire. L'inflammation qui a lieu dans la variole, paraît moins tenir à la maladie qu'aux efforts de réaction contre celle-ci, et ne semble-t-il pas même qu'en général l'inflammation phlegmoneuse, soit l'instrument dont se sert la nature pour élaborer, et pour expulser toutes les matières virulentes? c'est du moins, ce qui a lieu pour les fièvres miasmatiques, en y comprenant même la peste, et pour presque toutes les maladies contagieuses.

La variole soit spontanée, soit artificielle, développe et active, d'une manière heureuse ou funeste, toutes les maladies du système lymphatique; ce qui prouve que ce virus exerce sur lui une action spécifique, et qui est dans un rapport particulier avec son mode de sensibilité propre.

Huxham décrit une épidémie qui présenta quelques traits de celle que nous avons eu occasion d'observer, et qui fournit une nouvelle preuve des idées que nous venons d'émettre sur la nature lymphatique de la variole en général : il s'agit d'une variole anomale, dans laquelle un mucus épais et visqueux surnageait le sang et les autres humeurs; où il survenait des engorgemens considérables aux glandes du cou, aux maxillaires, aux parotides; où enfin les enfans même éprouvaient une éjection considérable de salive épaisse et glutineuse.

Ce grand praticien croit devoir rapporter ces altérations aux vents du nord et du levant, ainsi qu'à une sécheresse extraordinaire, qui régnait, depuis quelques mois, à Plimouth; et nous ne manquerons pas de remarquer que l'anomalie de son épidémie dépendait de la même cause que celle qui a dérangé le caractère de la nôtre.

En 1771, il régna à Montpellier une épidémie de variole parfaitement semblable à celle de 1816, et sous les mêmes constitutions atmosphériques ; nous tirerons la description de cette épidémie de l'ouvrage du célèbre Fouquet, *sur le traitement de la petite vérole.*

« Le printemps fut très-froid cette année 1770, (nous avons vu la même chose pour l'année 1816,); il n'est presque point tombé de pluie de toute l'année 1770 à Montpellier, l'été surtout a été fort sec, au point que la plupart des sources ont tari, les vents du nord-ouest et d'ouest ont régné quelquefois, et alternativement dans cette saison; mais le nord et le nord-est ont été les vents prédominans. »

Ce qu'il y a de plus singulier, c'est que l'épidémie fut précédée de fluxions de poitrine ou de fausses péripneumonies, qui tournaient aisément à la gangrène. On peut voir qu'il en a été de même dans notre épidémie ; ce qui a donné l'heureuse occasion à M. Broussonnet de signaler ces inflammations, sous l'expression consacrée par de grands noms de *Cacoëthés.*

« La maladie était peu répandue dans les commencemens, et d'assez bonne espèce ; mais elle devint générale, très-confluente et meurtrière, au commencement de l'été. »

M. Fouquet, après avoir établi que le vent nord-est agit spécialement sur le système lymphatique , observe qu'il y eut beaucoup de petites véroles crystallines , siliqueuses , gangréneuses ou charbonneuses ; » car, ajoute ce professeur, les nerfs et principalement le tissu muqueux ou cellulaire, soumis à l'action des influences d'une constitution sèche , n'ont pu se prêter convenablement à l'assimilation et à la coction des sucs muqueux et lymphatiques ; le travail suppuratoire a manqué ou a été imparfait dans le tissu muqueux ou les vaisseaux, et a laissé dégénérer les sucs. » Il est digne de remarque qu'en si peu de temps , il se soit présenté à Montpellier deux épidémies de variole si complètement identiques. Si l'anomalie, dont il est ici question , tenait à la sécheresse de l'atmosphère , comme tout semble le prouver , elle ne devrait pas être rare dans un pays où cette constitution est si commune.

Eller rapporte l'histoire d'une épidémie anomale et maligne de variole, qui offre encore plusieurs traits de la nôtre , prise surtout à l'époque où elle passait avec tant de facilité à la gangrène. « J'ai vu , dit-il , (*Traité des maladies aigües* , p. 225) des individus dans une faiblesse extrême, dont

le pouls petit, enfoncé, fréquent et quelquefois ondulant, paraissait annoncer la
fièvre lente ; la chaleur était très-suppor-
table, la soif très-légère sans aucun autre
symptôme grave ; mais l'éruption, qui a
coutume de se faire dans un temps marqué,
ne paraissait point ; *aussi j'avais peine à
croire que ce fût la petite vérole* : cependant au milieu de l'abattement du corps et
de l'esprit, on apercevait, le septième et
même le huitième jour, des taches, qui, les
jours suivans, s'élevaient fort lentement en
pustules pâles et affaissées ; elles renfermaient, au lieu d'une matière cuite, une
sanie corrosive : quelquefois ces pustules
formaient des vessies unies entre elles ou
séparées, leur couleur pâle devenait livide,
noirâtre, elles se convertissaient en une
croûte épaisse, noire, sphacélée, et s'effaçaient ; ces signes annonçaient l'approche de
la mort. » Cette marche ralentie de l'éruption ne peut appartenir qu'à la variole, la
varicelle étant encore plus rapide que la
variole bénigne et régulière.

En 1742, on observa à Paris une épidémie qui commença vers le milieu du mois
d'août ; elle était fâcheuse, l'éruption se
faisait mal par *rapport à la sécheresse extrême qui régnait, depuis plusieurs années*

consécutives; il fallait relâcher et détendre par des saignées, avant l'éruption, et même pendant qu'elle se faisait: des bains de vapeurs convenaient aussi; car la plupart de ceux qui en périrent, ne moururent que parce que l'éruption se faisait avec difficulté.

L'année suivante, *la même constitution sèche* ayant prédominé, les varioles furent encore malignes jusqu'au mois d'octobre (*anc. journal de med., tom. XXII*).

Il régna à Tarascon en Provence, une épidémie de varioles anomales, dont Moublet donna la description dans le même journal (*tome XIII, page* 441). Nous y reconnaissons en partie les caractères de notre épidémie; elle avait été précédée par une constitution atmosphérique analogue. « Le froid, pendant cet hiver, dit cet auteur, *a été long, sans être excessif; la sécheresse a été si forte et si continue, qu'il n'est pas tombé une goutte d'eau, depuis le 7 janvier jusques aux derniers jours d'avril.* » A cette occasion, le docteur provençal invoque l'autorité d'Arbutnoth, qui rapporte que dans l'hiver de 1700, qui fut le plus froid qu'on ait senti en Angleterre, les maladies qu'on essuya ne furent pas meurtrières; que dans celui de 1709, reconnu pour le plus humide, on n'y en éprouva point d'extraordinaires; mais qu'en 1710 et 1714, où la sécheresse fut extrême, il régna une petite vérole communément mortelle (*effets de l'air, chap. XXXIX, pag. 210*).

Que l'épidémie de Tarascon ait été de nature variolique , nul doute ; son historien la donne pour telle , il n'hésite pas ; il ne soupçonne pas un seul instant qu'elle ne le fût , il aurait assez mal reçu celui qui l'aurait contredit sur ce point ; et cependant, tout en admettant avec lui que le fond de l'épidémie a été variolique , nous sommes portés à croire qu'il régna en même temps des varicelles qu'il a pris pour des varioles bénignes et simples. Nous croyons reconnaître, par exemple, dans l'observation suivante , une varicelle prolongée et suppurante, car il y en a de cette espèce, comme nous le prouverons ailleurs.

« Une fille de seize ans, attaquée d'obstructions dans les viscères du bas-ventre, après avoir éprouvé des symptômes généraux et préliminaires de la petite vérole , fut couverte, dans l'espace de 24 à 30 heures, d'une infinité de boutons d'une base large, d'une circonférence relevée, d'une grosseur à peu près égale, distincts, rebondis, clairs, transparens, remplis d'une sérosité limpide et formant de petites tumeurs crystallines, le

cercle de la base était pâle et toutes les
parties bouffies, comme l'observe Helvétius,
(pag. 209, *sur la petite vérole*); peut-être
que la ténuité de l'humeur avait contribué
à leur développement brusque. Parvenus à
leur maturité, ils devinrent à peu près lou-
ches, ternes; l'humeur blanchit, s'épaissit,
acquit une certaine densité, prit même une
consistance ferme et solide; le plus limpide
et le plus aqueux transsudait à travers la
pellicule; par une progression insensible,
ces boutons, marqués d'une tache brune et
obscure, séchèrent; cette espèce de crystalline dégénéra en verruqueuse; la fièvre qui
avait continué pendant l'éruption totale,
devint très-considérable, jointe à la fièvre
secondaire de la suppuration, et s'appaisa
ensuite insensiblement, les autres symptômes étant mitigés. »

L'éruption trop rapide, les boutons trop
promptement développés, trop tôt remplis
d'une sérosité limpide et formant de petites
tumeurs crystallines, l'aréole rosacée pâle,
la suppuration excessivement incomplète paraissent rattacher cette éruption à la variole
fausse; tandis que la fièvre de suppuration, qui
a eu lieu, semble la rappeler au rang des
varioles vraies; mais nous reviendrons dans
la suite sur ce fait et sur ceux qui lui sont
analogues.

Le docteur Moublet ne laisse paraître
aucun embarras, il croit expliquer ce développement brusque, cette marche rapide,
qui n'est point propre à la variole légitime,
par la ténuité de l'humeur. Quoi qu'il en
soit, voilà un de ces cas douteux, tels qu'il
s'en est présenté plusieurs dans notre épidémie. Si pareille éruption avait lieu chez
un inoculé ou chez un vacciné, on n'hé-
siterait pas à la déclarer fausse ; nous l'avons
déjà dit, et nous ne saurions trop le répéter,
le diagnostic de exanthèmes varioleux et
varioliformes, n'est point aussi facile qu'on
le croit communément. Serait-il vrai que
dans les doubles épidémies de variole et de varicelle, les éruptions incertaines, et en quelque sorte mixtes, sont plus communes que
dans tout autre temps? Nous le présumons,
d'après ce qui s'est passé dans notre épidémie;
mais nous ne croyons pas encore avoir le
droit d'établir un dogme clinique, qui expliquerait tant de préjugés et de doutes, et
pourrait éclairer les uns et dissiper les autres.

Pour en revenir au point de doctrine que
nous traitons actuellement, il est donc des
varioles, qui ne suppurent pas ou qui suppurent très-mal; les faits nombreux, que nous
avons déjà rapportés, ceux que nous aurions
pu invoquer encore, mettent hors de toute

contestation ce point important, de l'histoire
de la variole (1); mais ne pourrait-on pas aller

---

(1) Nous citerons encore à l'appui de notre opinion,
l'observation très - curieuse que M. Séneaux a eu
occasion de prendre sur son fils. Cet enfant, à l'âge
de deux ans, fut attaqué d'un rhumatisme aigu uni-
versel , qui se termina vers le 11.e jour par des
sueurs critiques, mais qui n'en fut pas moins suivi
de l'atrophie des extrémités inférieures. A cinq ans,
petite-vérole confluente maligne, avec éruption bornée
au tronc, à la tête et aux extrémités supérieures,
sans qu'il parût un seul bouton depuis le haut des
fesses et des aines jusqu'à l'extrémité des orteils. Les
boutons sortis ne vinrent pas à suppuration, et l'état
de l'enfant était des plus alarmans. Le 14.e jour,
au fort de la dessiccation, nouvelle éruption de petite
vérole confluente, mais de nature bénigne, sur les
extrémités inférieures. Cette fois la marche de la
maladie fut régulière, la suppuration abondante, et
le 29.e jour l'enfant se trouva parfaitement guéri,
sauf l'atrophie des extrémités inférieures qui persista.
(*Rec. périod. de la soc. de méd. de Paris , cah. de
frimaire , an XIII.*

Ici la variole s'est comme partagée en deux poussées
successives et éloignées par un assez long intervalle
de temps ; chacune d'elles a occupé un siége différent,
eh bien ! l'une a été suivie de suppuration, et l'autre
n'en a pas eu. Ce qu'il y a eu de plus singulier
dans ce cas, et ce que la physiologie la plus subtile
n'aurait pu prévoir, c'est que la partie atrophiée
a été précisément celle qui a fourni à la maladie
un plus libre développement ; mais aussi la phy-

encore plus loin, et mettre en question si
la suppuration est d'une nécessité rigoureuse
et mathématique dans cette maladie, ou si elle
n'est pas plutôt d'une nécessité contingente,
pour parler le langage barbare mais expressif
de l'école. Nous convenons, comme on s'y
attend bien, qu'elle a lieu dans le plus grand
nombre de cas; mais est-ce une raison pour
affirmer qu'elle ne peut jamais manquer plus
ou moins? Ne serait-on pas tenté de présumer par avance que la chose peut se passer
ainsi, lors même que des faits directs ne
nous l'auraient pas déjà prouvé, quand on
voit que tout autre symptôme aussi essentiel
que la suppuration même, peut ne pas avoir

---

siologie doit-elle prendre sur elle de tout prévoir,
de tout expliquer? Elle aurait si souvent du mé-
compte en ce genre, que les méprises répétées lui
apprendraient bientôt, s'il le fallait, ce que la sagesse
n'aurait pu lui faire connaître par avance. Quoi qu'il
en soit, pour en revenir à ce qui nous regarde dans
ce moment, ce fait ne prouve-t-il pas que la suppuration n'est point *essentielle* dans la variole, puisque
l'on voit la même maladie s'accompagner de suppuration dans certaines parties, et s'en passer dans d'autres?
Au reste, nous avons observé que, dans la variole
la plus régulière, il y a toujours des boutons qui ne
suppurent pas, à côté d'autres qui parcourent toutes
leurs périodes: ainsi tous les fruits d'un arbre n'arrivent
pas à maturité.

lieu ? Telles sont, par exemple, les différentes fièvres d'invasion, de suppuration ou
de dessiccation, ainsi que les nausées, les
vomissemens, et tous les phénomènes qui
précèdent l'éruption ; le gonflement de la face
et des extrémités qui accompagnent l'inflammation des boutons. Et n'en est-il pas de
même à cet égard pour les symptômes les plus
essentiels à toutes les autres maladies? Ne faut-
il pas reconnaître, quand on prend leur description plus dans la nature elle-même que
dans nos livres, que rarement elles sont parfaites et complettes ; que la pratique journalière les présente peu souvent dans l'ensemble
des phénomènes que nous leur avons trop ri-
goureusement assignés dans nos tableaux. C'est
ainsi que l'inflammation peut exister sans la
moindre fièvre, sans la plus légère douleur,
comme sans suppuration, et cependant c'est
toujours une inflammation. L'état saburral
peut affecter un individu, sans qu'il y ait céphalalgie, bouche amère, langue sâle, douleur
à l'épigastre, etc. Broklesby a vu des cas
de ce genre ; il émétisait, parce que telle
était l'indication que lui inspirait la connaissance de la constitution régnante, et les
malades rendaient des quantités très-consi-
rables de matières bilieuses avec le plus grand
soulagement. On dira que les exemples ana-

logues sont rares, nous en convenons volontiers; mais le fussent-ils plus qu'ils ne
le sont, encore faudrait-il les retrouver dans
nos descriptions, comme ils existent dans
la nature. Gardons-nous bien cependant de
renoncer pour cela à l'étude graphique des
maladies, de rejeter toutes nos divisions de
leur marche générale, divisions qui sont
le résultat fidèle des observations les plus
communes; admettons à la fois les règles
et leurs exceptions; donnons à celles-là assez
de large, pour qu'elles puissent recevoir
celles-ci sans peine d'une part et sans violence de l'autre; ne veuillons pas faire la
loi à la nature, conformons-nous plutôt avec
docilité à celle qu'elle nous impose; appelons autour de nous tous les faits, pourvu
qu'ils soient certains et avérés; sachons les
mettre à leur place respective, en les tenant
en rapport avec les faits les plus généraux
et les plus ordinaires; nous trouverons ainsi
le moyen de nous servir sans danger des
faits rares, ou plutôt ils s'établiront paisi-
blement d'eux-mêmes à côté des faits les plus
vulgaires, ils en formeront les limites, et
ne viendront pas déranger le système entier
de nos idées, comme il n'arrive que trop,
lorsque l'esprit de subtilité ou de controverse
veut les introduire par force dans la science,

et détruire par eux des dogmes qu'ils étaient destinés à consacrer. Mais puisque nous en sommes sur les contrariétés de la nature, puisque nous voilà dans la recherche des exceptions les plus rares à ses lois les plus générales, parlons des varioles sans boutons varioliques, des *variolæ sine variolis.*

Les plus grands observateurs ont admis leur existence comme certaine. Sydenham, Méad, Loob et Boërhaave n'ont pas hésité à cet égard. Ce dernier, il est vrai, les reçoit plutôt par une conjecture du génie que comme un résultat de l'observation clinique, *nihil repugnat morbus variolosus sæpè sine variolis sit. Aph.* 1393.

Cette opinion singulière, soutenue dans l'école de Montpellier par Boyer en 1717, fut embrassée par plusieurs médecins, et développée par le docteur Moublet (voy. *l'anc. jour. de méd. en 1762, tom. XVI, pag. 108*). Cet ingénieux écrivain a trop de confiance sans doute pour les idées théoriques, quand il prétend que l'on pourrait à volonté reproduire des varioles *sine variolis*, en évacuant le virus par les émétiques et les purgatifs, et en calmant le mouvement excentrique, qui le porte à la peau. Quand le fait serait constant, pourrions-nous le reproduire à volonté? Ce n'est

point sur des exceptions infiniment rares,
que l'on doit faire reposer le train de la
pratique ordinaire. Quoi qu'il en soit de
ces idées théoriques et de ces conclusions,
que nous nous gardons bien de partager,
voici le fait qu'il rapporte :

« Au commencement de l'été dernier,
temps épidémique de la petite vérole dans
cette ville (voy. *la description de cette épidémie*), on me présenta un enfant de quatre
à cinq ans, qui avait éprouvé des envies
de vomir, des tranchées, un assoupissement
considérable, et tous les symptômes qui
ont coutume de précéder l'éruption. Depuis
plus d'un jour, on voyait, sans augmentation et sans changement, l'appareil commençant des petits points disséminés sur la
surface du corps, signes sensibles des boutons
qui ne pouvaient percer, parce que la jeune
malade avait essuyé, inconsidérément et
sans précaution, les impressions d'un vent
vif et froid. La fièvre était forte, la langue
chargée, et le corps embarrassé : l'enfant
fut saigné deux fois et purgé abondamment.
Cette éruption commençante avorta sans
péril, et le malade guérit. »

Le fait est d'autant plus probant, que
les boutons ont manifesté leur présence par
une première apparition, et signalé ainsi la

nature de la maladie; tandis que dans d'autres cas, on ne jugeait de celle-ci que par le caractère de l'épidémie régnante, et par quelques symptômes de la fièvre variolique.

Moublet renvoie à des observations analogues, consignées dans les éphémérides des Curieux de la nature (*decad. j. ann. 3, 1672, obs. 56.*).

M. Fouquet, qui admet la variole sans boutons, croit l'avoir vue sur deux enfans. L'un d'eux eut néanmoins, vers le second jour de l'invasion, une légère éruption comme érysipélateuse sur une joue et autour des lèvres, qui se couvrirent d'une croûte noirâtre, laquelle sécha, après un léger suintement de matière ichoreuse, et tomba sans retour à la manière des écailles varioliques, au bout d'une vingtaine de jours : ici la variole a-t-elle eu lieu sous la forme érysipélateuse (1)? Nous n'oserions l'affirmer ; mais

---

(1) Dans certains cas très-rares, la vaccine présente le même phénomène. Elle se passe toute en une inflammation érysipélateuse, qui ne se forme pas en bouton et ne devient pas un phlegmon suppurant. Le docteur Sacco a vu deux enfans vaccinés, chez lesquels il ne se manifesta aucune pustule ; mais seulement une tache rouge, à l'endroit des piqûres, elle s'étendit peu à peu et se convertit enfin, au dixième jour, en une grande et large aréole, avec

nous reconnaissons que, dans certains cas, la nature pousse si loin ses écarts et ses variations dans les formes des maladies, qu'elle peut les porter jusques à faire prendre à une affection la forme de toute autre. Ce n'est pas la première fois que ses caprices ont été jusque-là. Mais il faut aussi avouer que ces *monstres* pathologiques sont aussi rares que tous les autres monstres en général ; que, quand la nature en est à ce point, elle dérange tous nos calculs, toutes nos idées, et qu'il faut se hâter peut-être de revenir aux faits vulgaires, de peur de ne pas échapper à la tentation de transmuer ces cas rares en lois générales. On a dit, *rara non sunt artis ;* ce dogme, vrai pour l'art, serait faux par rapport à la science ; il est facile de se convaincre que notre distinction n'est point une subtilité scholastique.

---

le même gonflement du tissu cellulaire, et la même marche dans sa disparition successive du centre à la circonférence, que si le bouton eût existé. Des six piqûres faites à chacun de ces enfans, l'un n'en eut que deux qui produisirent cet effet ; les quatre autres marquèrent. Le second en eut quatre qui réussirent de la même manière ; les deux autres n'eurent aucun effet. Ces deux enfans furent soumis à l'épreuve de l'inoculation variolique, sans la moindre apparence d'infection : ce qui prouve qu'ils avaient eu la vraie vaccine, sans bouton vaccinal proprement dit.

Au reste, nous observerons que nous ne recevons pas l'existence des varioles *sine variolis*, sans quelque doute. Tout ce que nous avons à dire sur les faits de ce genre, c'est que nous ne croyons pas avoir le droit de les rejeter; et que si nous les admettons, c'est surtout pour nous en servir, afin d'embarrasser, de tracasser, si l'on veut, les classificateurs, les nosographes, tous ceux qui ne veulent pas entendre parler d'exceptions en médecine, où elles sont si souvent de mise.

M. Fouquet avait très-bien senti l'insuffisance et le danger des descriptions générales, lorsqu'il disait, après avoir donné celle de la petite vérole (*ouv. cit.*, *p. 109*) :

« Le tableau que nous venons de présenter, ne doit être considéré que comme un assemblage figuratif des faits les plus généraux et les plus succincts, destiné uniquement à fixer l'esprit sur le type, ou ce qu'on appelle le génie essentiel de la maladie, tel qu'on peut présumer qu'il serait invariablement, si notre frêle machine n'était sans cesse le jouet d'une infinité de causes qui altèrent et corrompent l'essence de son être. En effet, la nature dans le corps humain, a rarement une marche aussi compassée, aussi symétrique : rarement elle avoue ces mesures, ces classes, ces sublimes calculs, sous lesquels elle se trouve humiliée dans beaucoup de livres ; sa marche dans la petite vérole est, comme dans toutes les autres affections, subordonnée aux profondes influences des tempéramens, des âges et du sexe, à celle du climat, de la constitution épidémique du temps ou des saisons, aux erreurs dans le traitement et le régime, et à plusieurs autres circonstances, qui varient beaucoup les accidens de la maladie, ou les effets naturels du venin qui la produit. »

Tout en avançant dans l'étude des variétés de la petite vérole et de ses irrégularités, nous voici arrivés peu-à-peu et par une gradation insensible, à la considérer dans un tel point d'anomalie qu'elle devient douteuse et incertaine pour l'esprit le plus tranchant et le plus décidé : ce qui nous conduit naturellement à nous occuper un instant des affections varioliformes, ou des varioles qui ne méritent plus ce nom, à proprement parler. Ces affections n'ont pas été examinées avec assez de soin, ou du moins elles n'ont pas été présentées dans cet ordre de dégénérations successives qui peut jeter un nouveau jour sur les anomalies de la petite vérole, et montrer dans quel esprit l'on doit étudier en général les ma-

ladies; pour les saisir dans toutes leurs
nuances, depuis leur état de perfection, jusques à celui de leur dégénérescence complète, depuis le moment où elles paraissent
revêtues de tous leurs caractères, jusques
à celui où elles se perdent et se détruisent
dans des anomalies toujours croissantes.

On va se convaincre que, plus on con-
sidère la chose, et plus on voit que la nature capricieuse se plaît quelquefois à sortir
de ses voies ordinaires. Qu'y a-t-il, par
exemple, de plus singulier que les effets
généraux que ressentent dans une constitution varioleuse très-prononcée, les personnes qui ont déjà eu la petite vérole?

Sydenham, Huxham et tous les historiens
fidèles des grandes épidémies de variole, ont
observé que le virus de cette maladie, plus
actif dans certains cas que dans d'autres, im-
pressionnait quelquefois les individus qui paraissaient devoir être à couvert de ses atteintes par une infection antérieure. Sydenham
remarqua, durant une constitution de varioles, que les fièvres des individus qui avaient
déjà éprouvé cette maladie, présentaient
quelques-uns des symptômes propres à l'affection varioleuse; il retrouvait la salivation
singulière qui signale celle-ci. Il désignait
ces fièvres sous la dénomination heureuse,

quoique un peu exagérée, *de fièvres varioliques*, d'après l'esprit général d'une nomen-
clature, qui consacrait une des plus grandes
découvertes des modernes dans la connaissance des constitutions épidémiques.

On a répété la même observation dans les
épidémies de rougeole, maladie que l'on n'a
encore qu'une fois. Ici la gorge avait une
tendance particulière à se prendre, la peau
présentait une susceptibilité plus grande que
d'ordinaire à se couvrir d'éruptions variées.

Durant notre épidémie, M. Bourquenod
fils, s'est aperçu dans les salles de l'hôpital
général, confiées à ses soins, que les enfans
vaccinés, ainsi que ceux qui avaient eu la
petite vérole spontanée, étaient pris d'une
fièvre éphémère, qu'il ne pouvait rapporter
à aucune cause. Ce n'est point sans doute
là une récidive de variole légitime, nous
sommes bien loin de vouloir l'établir ; cependant ce sont les effets d'un même virus :
c'est une variole si imparfaite, qu'elle ne
mérite pas ce nom ; mais c'est au fond une
affection de la même famille, quelque peine
qu'on ait à y reconnaître les traits de la
maladie *mère*. Tous les individus ne sont
pas également susceptibles de ressentir ces
effets dégénérés du virus variolique ; il est
des idiosyncrasies qui sont plus en rapport

avec lui que d'ordinaire, une première infection n'épuise pas en entier chez elles cette susceptibilité, comme il faut reconnaître qu'il en est qui ont une faculté complètement négative à cet égard.

Nous avons émis en passant la conjecture que dans certains cas la contagion de la variole était plus active que dans d'autres. En effet, peut-on expliquer autrement comment le même virus détermine tantôt des varioles sporadiques, tantôt des varioles plus ou moins épidémiques ? et pourquoi n'en serait-il pas ainsi pour le virus variolique, quand l'observation prouve qu'il en est de même pour tous les autres virus ?

Veut-on encore un autre exemple de la variété de la nature dans ses productions morbides ? car, puisque nous en sommes sur ce point, il faut épuiser la matière, et une fois pour toutes, il faut prouver, il faut démontrer l'insuffisance et l'infidélité de ces méthodes de classification, dans lesquelles on fait entrer forcément dans une seule forme, dans un seul modèle imaginaire, toutes les variétés nombreuses des maladies du même genre. Il est une espèce de variole qu'il faut distinguer de celle qui est légitime, comme de la varicelle; c'est la variole locale, qui consiste dans une éruption de boutons dans un endroit immédiatement contaminé par du pus variolique. Les faits, qui constatent l'existence de cette petite vérole locale, ont été vus et rapportés par tous les observateurs. Huxham ne les a pas omis : il remarque que les boutons, dans ce cas, sont entièrement semblables à ceux de la petite vérole, tant par rapport à leur durée que par rapport à la manière dont ils viennent à maturité. La matière qu'ils fournissent donne, par l'inoculation, une variole générale et légitime. Cette éruption locale arrive très-souvent aux personnes qui soignent des varioleux, surtout si elles ont la peau tendre et délicate.

Dans la plupart des cas, ces éruptions sont sans fièvre, mais dans certains, on en a observé. On lit dans le journal de médecine 1759, tom. XXI, pag. 417, l'histoire suivante. « Une servante, âgée de vingt ans, portant sur le visage des cicatrices bien marquées de petite vérole, et se rappelant fort bien l'avoir eue, fut attaquée de la fièvre; elle se coucha dans les draps qui avaient servi à un enfant, qui avait eu la petite vérole: elle fut saignée, la fièvre disparut ; mais elle fut couverte dans le jour de boutons, qui dégénérèrent en pustules vraiment varioliques, suivant le même ordre

et le même progrès que ceux des petites
véroles discrètes, toutefois sans fièvre. Cette
fille sortait, faisait les affaires de la maison,
quoique couverte de boutons, et vivait à sa
fantaisie, en s'exposant à toutes les variations
de l'air, sans avoir souffert le moindre inconvénient. »

L'auteur de cette observation a pu croire
que la fièvre n'a été ici qu'accidentelle ; mais
d'autres faits vont démontrer que, dans certains cas très-rares, l'affection varioliforme
dont il s'agit s'accompagne d'une fièvre à elle,
qu'elle est assez complète pour faire croire à
la récidive d'une variole légitime. Jenner va
nous fournir des observations de ce genre.

« Je connais un individu, dit cet homme
célèbre, qui, s'étant fait inoculer la petite
vérole, n'eut que peu de fièvre sans boutons ; ce qui le détermina à se faire inoculer
plusieurs fois depuis. A chaque inoculation,
l'incision s'était enflammée ; il s'y était formé
un gros bouton, qui avait suppuré, avec
un peu d'engorgement dans les glandes axil-
laires, et le malade avait eu, après chaque
opération, *autant de fièvre que la première
fois.* »

Cet individu singulier présentait donc à la
fois une susceptibilité négative et positive par
rapport au virus variolique ; négative, puis-

que ce virus n'avait jamais développé tous ses effets ordinaires ; positive, puisque l'inoculation répétée avait été toujours suivie d'un gros bouton avec fièvre.

« Un enfant avait, à la suite de l'inoculation, une éruption abondante au visage ; sa bonne, qui avait eu la petite vérole long-temps auparavant et qui en était très-marquée, le tenait endormi sur son bras gauche, en sorte que le visage de l'enfant reposait sur le sien. Au bout de huit jours, il en résulta sur la joue de la bonne une *éruption considérable, qui fut précédée de frissons, de douleur dans la tête et dans les lombes, d'un peu de fièvre* et d'un léger mal de gorge ; on ouvrit ces boutons, et l'on se servit du pus pour inoculer deux autres enfans, qui eurent une petite vérole complète et bien caractérisée. »

Dans ce cas, l'éruption a-t-elle été véritablement locale ou circonscrite aux régions immédiatement contaminées par le virus, ou bien y a-t-il eu une éruption générale ? C'est ce qu'on ne dit point d'une manière précise, mais ce qu'on verra mieux dans les observations qui suivent.

« M. Fraise a eu, dit M. Ring, une éruption varioliforme *sur le visage et sur la poitrine*, qui s'est accompagnée de maux de tête et d'une *fièvre plus considérable qu'on ne le voit souvent à la première attaque de la maladie.* L'éruption n'a cependant attaqué que le visage et la poitrine.

M. Fewster lui-même, ce célèbre inoculateur, qui, pendant quarante ans d'une pratique très-étendue, a été constamment exposé à la contagion variolique, et qui certainement avait eu la petite vérole, s'étant, par accident, piqué le doigt avec une lancette, chargée de virus, la piqûre s'enflamma et suppura, il eut un grand nombre de boutons au front. Ici, il n'y a eu qu'une application locale du virus, et cependant il y a eu éruption générale.

L'on voit que peu à peu nous sortons des éruptions varioliformes et fausses, et que nous touchons peut-être à des éruptions vraiment varioleuses et que l'on peut considérer comme des récidives légitimes de la petite vérole. Cependant, il faut l'avouer, cette dernière observation n'est point complète, et ne donne pas des détails suffisans sur la marche des boutons. L'expérience de M. Chrestien, faite sur lui-même, est beaucoup plus satisfaisante, nous croyons donc devoir la rapporter en entier. Cet observateur ingénieux s'étant inoculé le virus variolique à plusieurs reprises avec succès, les progrès des piqûres lui firent penser qu'il devait y avoir chez lui aptitude à une nouvelle infection, quoiqu'il eût eu déjà la petite vérole; il crut, en conséquence, qu'il serait possible qu'en insistant à se piquer, il développât cette aptitude, et décidât une petite vérole générale. Une première expérience n'ayant pas réussi, il se soumit à une nouvelle épreuve, avec cette obstination que donne l'inspiration du génie qui devine la vérité encore plus qu'il ne la découvre. Mais écoutons-le lui-même faire le récit d'un fait aussi singulier qu'important.

« Le 12 juin, à huit heures du matin, je me piquai un peu profondément à l'avant-bras gauche avec une lancette neuve, et j'introduisis dans la piqûre, gros comme un grain de millet de croûte variolique. Vers les quatre heures du soir, je ressentis une cuisson beaucoup plus vive que lors de mes autres piqûres, et elle se soutint plus long-temps. Il survint une inflammation considérable, et le lendemain matin, à six heures, j'aperçus une ampoule assez élevée, qui contenait de la matière séreuse un peu consistante. J'en chargeai une lancette neuve et je me fis une piqûre au-dessus de celle-ci. Sa marche fut beaucoup plus rapide que celle des premières. Le 15, mes deux piqûres parurent phlegmoneuses, et me procurèrent une douleur assez marquée. Le 16 et le 17 , elles ne me présentèrent qu'une augmentation du phlegmon , qui n'était pas fort considérable, avec diminution de la douleur. Le 18 , à huit heures du matin , mes piqûres, plus enflammées , offrirent chacune un bouton rempli d'une matière plus consistante que la sérosité ordinaire. Je ne doutai plus que la petite vérole ne se développât. »

« A deux heures de l'après-midi , je ressentis à mes six piqûres une cuisson très-vive , accompagnée de douleur lancinante et d'une inflammation , qui répondait à la rapidité des progrès de ces deux symptômes. A trois heures , j'éprouvai une sensation d'engorgement aux aisselles , mais plus particulièrement du côté gauche. Cette sensation se changea en douleur si vive qu'elle me força de descendre de cheval , et de faire quatre lieues à pied, ne pouvant pas supporter les secousses qu'il me donnait. Cette douleur dura le 19 et toute la matinée du 20. J'eus ces deux jours , la tête lourde, avec chaleur, même avec perte de l'appétit et envie de dormir. Mes urines furent plus abondantes qu'à l'ordinaire et comme laiteuses. Je n'oserais assurer si j'avais la fièvre ce jour-là , j'étais à la campagne , et l'imagination prévenue aurait pu me faire tromper dans l'exploration de mon pouls; mais le 20 après-midi, il parut à plusieurs reprises altéré à M. de Lamure, mon illustre maître; le même jour, pendant quelques heures, je fus fatigué de douleurs aux reins. »

« Le 21, au matin, j'aperçus sur différentes parties de mon corps une éruption de boutons. Comme par l'effet de la prévention j'aurais pu me tromper sur leur caractère, je les fis examiner par deux médecins inoculateurs, Tandon et Cusson; ils les jugèrent varioleux. Le premier, m'ayant tâté le pouls, décida que j'avais la fièvre. Cette même matinée, j'eus dans les jambes des lassitudes assez fortes, mais qui ne durèrent pas plus de demi-heure. Le 22, le professeur en médecine Brun, inoculateur, porta le même jugement que les docteurs Tandon et Cusson. Les lumières et la candeur reconnues de ces médecins me confirmèrent dans mon opinion. »

« Le 23, je me présentai de nouveau au docteur Tandon, pour qu'il vît plusieurs boutons qui commençaient à suppurer, et le 24, le professeur Brun trouva dans ces boutons la suppuration bien établie. Le 26, les docteurs Tandon et Cusson observèrent la même chose. Ils furent de plus témoins, l'un et l'autre, d'une nouvelle éruption qui s'était faite dans la nuit du 25 au 26. Il y avait plusieurs petits boutons, et parmi le nombre, quelques-uns qui surprirent par leur grosseur, et que le professeur Brun vit le 27. Lorsque je me présentai au docteur Tandon, pour qu'il observât la nouvelle pousse de boutons, j'avais sur le corps plusieurs taches pourprées qui l'effrayèrent et qui l'engagèrent à me recommander fortement le régime, que les circonstances semblaient exiger, et que je négligeai, ces taches ayant disparu assez vite. Mon illustre maître avait fait, plus particulièrement que les médecins dont je parle, les mêmes observations, ayant le bonheur d'être, la plus grande partie de le journée avec lui, et lui rendant compte de tout ce qui me survenait de nouveau. »

« Quatre de mes nouvelles piqûres, deux s'étant desséchées de bonne heure, fournirent au troisième jour une suppuration abondante qui se soutint pendant vingt-cinq jours, et qui tarit ainsi que mes deux piqûres matrices. Les médecins qui eurent la bonté de m'examiner dans toutes les périodes de la maladie furent témoins, à plusieurs reprises, de l'abondance de cette suppuration. » *(Opuscule sur l'inoculation de la petite vérole, pag. 104.)*

Ce cas peut-il être considéré comme une récidive franche et positive de la variole légitime, comme le pense l'auteur de cette belle expérience? Ou bien est une variété de la variole locale? Il faut convenir que la nature avait été beaucoup tourmentée et travaillée ; qu'elle avait été provoquée à cette production singulière par toute la sagacité et l'opiniâtreté d'un expérimentateur habile. On avait répété les insertions du virus à plusieurs reprises, et l'une sur l'autre. L'exercice violent, qui accompagna l'épreuve, favorisa sans doute le développement de la fièvre qui eut lieu. Voilà un exemple frappant de la confusion que la nature se plaît à mettre dans ses productions. Le cas de M. Chrestien ne fait-il pas le chaînon entre les varioles locales ou fausses et les varioles générales ou vraies ?

Nous avons noté quelques-unes des irrégularités de la variole ; mais il faut avouer, avec Fouquet, que si on avait poussé plus loin qu'on ne l'a fait jusqu'ici les observations sur la marche de la petite vérole, sans doute, nous trouverions bien plus d'exceptions dans l'ordre symétrique qu'on assigne vulgairement à ses périodes, et dans ses caractères, même dans ceux que l'on a jugé être les plus essentiels. Feu le docteur Cusson, praticien

recommandable de notre ville, a fait un excellent mémoire sur les nombreuses variétés
de la petite vérole inoculée ; il s'est appliqué
ensuite à distinguer parmi ces variétés celles
qui appartenaient à la variole vraie et à la
fausse. Il serait important que l'on reprît le
même travail par rapport à la variole naturelle. Il en résulterait les vérités les plus précieuses. On verrait, par exemple, qu'il existe
des petites véroles spontanées, hâtives et de
courte durée, comme on en a observé pour
la variole inoculée et même pour la vaccine. M. Desgranges est le premier qui ait
noté cette espèce de variété pour celle-ci.
Vingt-quatre heures après la vaccination,
les piqûres étaient déjà roses et animées ;
sur la fin du second jour, le bouton commençait à se prononcer ; le cinquième, la
pustule vésiculaire était complètement développée et présentait la forme régulière
des boutons vaccins ordinaires ; le sixième,
on s'en servit pour vacciner trois jeunes
personnes, chez lesquelles la vaccine suivit
sa marche ordinaire ; le neuvième, des
croûtes avaient pris la place des boutons ; et
le seizième, ces croûtes tombèrent spontanément. Mais ce qu'il y eut de remarquable,
c'est que le lendemain de la chute des
croûtes, les piqûres s'enflammèrent de nou-

veau et vinrent à suppuration. Ce second
travail dura près de quinze jours. M. Desgranges l'attribue à une sorte d'irradiation
utérine, occasionée par l'écoulement mens-
truel qui se manifesta précisément à cette
époque. L'on voit que la nature se répète
dans ses variétés, et qu'en multipliant les
faits analogues, on fait perdre aux plus
singuliers le caractère de rareté qui semblait
devoir les exclure de la science. Arranger
les faits et les rapprocher, c'est là toute la
logique du médecin praticien, comme nous
l'avons déjà dit, et comme nous ne saurions
trop le répéter.

Pour en revenir au point d'où nous sommes partis, quoi qu'il en soit de cette lacune
dont nous nous plaignons dans l'histoire de
la petite vérole, nous croyons avoir suivi cet
exanthème depuis les premières anomalies,
qui ne changent pas son caractère, jusques
aux dernières irrégularités qui le dénaturent
complètement. Ainsi nous sommes sortis peu
à peu de l'ordre des varioles légitimes pour
entrer graduellement dans celui des varioles
fausses, et comme sans nous apercevoir,
nous avons été conduits à celles-ci. Nous
nous occuperons bientôt des petites véroles
fausses proprement dites, ou varicelles, qui
ne sont, comme nous le prouverons peut-

être, que des dégénérescences de la variole légitime.

Mais avant que d'en venir là, nous allons rapporter quelques observations particulières, prises de notre épidémie, propres à confirmer la plupart des assertions générales que nous avons émises jusqu'ici sur la petite vérole irrégulière. Nous nous croyons surtout heureux de pouvoir appuyer nos idées sur quelques histoires très-bien faites de varioles observées sous la direction de M. Broussonnet. C'est au zèle de M. Bestieu, chef de clinique, que nous devons la plupart de ces observations ; zèle sur lequel on peut d'autant plus compter, qu'il est associé à un talent réel qui lui a déjà mérité l'approbation flatteuse d'une société savante et l'estime non moins honorable de ses maîtres ; nous croyons devoir les préférer à celles qui nous sont propres, comme accompagnées de plus de détails, et par cela même, qu'elles nous sont étrangères.

CHAPITRE QUATRIÈME.

Observations de Varioles anomales et irrégulières.

§. I.

Ramel (Marguerite), âgée de neuf ans, éprouva, le 11 juillet, un peu de dégoût le matin ; le soir, céphalalgie, chaleur vive, vomissement bilieux ; pendant la nuit, fièvre, délire.

2.e jour de la maladie : 1 grain tartre stibié, vomissemens abondans ; le soir, quelques petits boutons rouges à la figure.

3.e Éruption générale ; les boutons commencent à blanchir au sommet, et leur grosseur augmente ; continuation des vomissemens.

4.e Augmentation du volume des boutons qui blanchissent davantage.

5.e Céphalalgie médiocre, douleur au gosier, déglutition difficile ; même marche de l'éruption. Les jours suivans, même état.

8.e Augmentation du gonflement de la face qui avait commencé la veille.

9.e Plus de céphalalgie, diminution considérable de la tuméfaction de la face ; yeux humides ; les boutons de cette partie sont

très - blancs , se dessèchent en partie , et
l'aréole n'existe presque plus. Il y en a peu
sur le tronc , davantage aux extrémités ,
surtout vers les poignets. En général , ils
sont peu nombreux , l'aréole rouge est marquée , et ne diminue presque pas sous la
pression. Ces pustules sont relevées et blanches. Il paraît de temps en temps quelques
petits boutons déjà blancs au sommet ,
qui augmentent successivement de volume.
Plusieurs se dessèchent sans suppuration ,
c'est - à - dire , sans transsudation et sans
croûtes , car ils contiennent du pus qu'on
a pris pour l'inoculation.

10.e Progrès de la dessiccation , les boutons
des poignets sont encore très - relevés , entourés de l'aréole , ils contiennent du pus.
Ceux des autres régions se dessèchent ;
l'enfant se lève et se promène dans la rue.

11.e Progrès de la dessiccation ; *le linge*
ne se salit pas.

12.e La malade est à l'école et se trouve
très-bien.

13.e Céphalalgie ; langue chargée ; anorexie ; $\frac{1}{2}$ gr. tartre stibié de 2 verres.

14.e Progrès de la convalescence.

§. 1 1.

Joséphine Hans, âgée de 6 ans, n'ayant été ni vaccinée, ni inoculée, ayant eu la teigne dans sa première enfance, éprouva de la chaleur ; de l'agitation ; fièvre dans la nuit.

2.e Soif ; éternuement ; vomissemens continuels de la boisson et des alimens ; mouvemens convulsifs généraux ; frayeurs ; céphalalgie frontale. A huit heures du soir, 1 gr. tartre stibié en quatre verres ; au deuxième verre, vomissemens glaireux, continuation de l'agitation pendant la nuit ; chaleur plus forte.

3.e Quelques petits boutons rouges et pointus au menton, plusieurs sont encore entre deux peaux ; fièvre. Le soir, apparition de boutons sur le reste du corps ; continuation des vomissemens et des autres symptômes. Nuit moins agitée.

4.e Éruption plus considérable, surtout à la face et aux membres ; plus de vomissemens ni de mouvemens convulsifs. Nuit toujours agitée ; frayeur ; en général la nuit est plus inquiète que le jour (lavement avec le lait) ; selles vertes et fétides.

5.e Céphalalgie frontale ; yeux larmoyans

et sensibles à la lumière ; éternuement ;
écoulement aqueux par le nez ; langue blanche et humide, moins chargée, parsemée
de points rouges ; appétit ; soif pendant la
nuit ; face couverte de petits boutons rouges,
dont les plus anciens ont le sommet trans-
parent ; l'aréole de la base est inégale et se
confond avec les boutons voisins, sa couleur
diminue par la pression sans en être diminuée ; joue gauche un peu tuméfiée ; aux bras
et aux extrémités inférieures, les boutons ont
le même caractère ; ils sont plus rugueux,
plus gros ; quelques-uns sont transparens et
vésiculaires ; l'aréole égale, irrégulière, disparaît entièrement sous la pression ; fièvre
peu considérable ; deux ou trois selles liquides
par jour, vertes ou muqueuses.

6.e Enflure considérable de la face et des
mains ; les boutons ont un peu augmenté
en grosseur ; on en voit quelques-uns de
transparens ; les aréoles se confondent, la
rougeur ne fait que diminuer sous la pression ;
peu de fièvre (tisane, bouillon, quelques
tranches de pain dans l'eau bouillie).

7.e Enflure plus considérable, tension et
rénitence de tout l'organe cutané ; les aréoles
sont confondues et toute la peau est rouge ;
cette couleur diminue sous la pression, excepté à l'endroit des boutons qui sont très-

rapprochés, assez larges à la base, déprimés au centre, peu élevés au-dessus de la peau ; pouls fréquent ; chaleur assez vive ; langue humide ; appétit ; plus de symptômes gastriques.

8.e Boutons plus larges, présentant au milieu un enfoncement, et dans quelques-uns un petit godet ; le sommet tronqué commence à blanchir, mais ce n'est pas d'un blanc pur ; continuation de la fièvre ; enflure au même degré ; occlusion des paupières ; langue nette et humide ; appétit (riz, bouilli).

9.e Boutons plus gros, blancs, relevés, ne présentant plus, en général, de dépression dans le centre, aux extrémités supérieures et à la face ; continuation de l'enflure et de l'inflammation des interstices.

10.e Inflammation des interstices moindre ; chaleur et fièvre diminuées ; quelques-uns des boutons s'affaissent par l'absorption de la sérosité, sans qu'il en résulte encore le moindre accident ; dépression du centre mieux marquée aux membres inférieurs ; ici les aréoles sont distinctes, mais d'un rouge foncé, la base est rouge et surmontée d'une vessie remplie de sérosité ; point de selles depuis trois jours.

11.e Les boutons des extrémités inférieures, au lieu de se relever, s'affaissent davantage, et l'éruption en général disparaît par l'absorption de la matière séreuse ; tous les symptômes inflammatoires sont tombés ; bon appétit.

12.e Continuation ; l'enfant se gratte et enlève tous les boutons.

13.e Les boutons intacts forment de larges vessies qui contiennent une sérosité trouble , et qui se vident par l'absorption ; diarrhée.

14.e La diarrhée persiste ; douleurs abdominales assez vives ; langue humide ($\frac{1}{4}$ de lavement).

15.e Soif ; irritation générale par l'excoriation de la peau ; grande inquiétude ; les pustules des extrémités inférieures encore intactes , s'affaissent de plus en plus (diète , bouilli , eau vineuse).

16.e La surface excoriée exhale une odeur infecte ; défaillances avec refroidissement général pendant la nuit ; diarrhée de matières séreuses , mêlées de parties dures ; faiblesse , pouls fréquent. Le soir , le malade a rendu un ver assez long par la bouche (potage , vermifuge).

17.e Faiblesse , augmentant le soir ; langue sèche , yeux peu animés ; continuation des douleurs du ventre (vésicatoires camphrés aux jambes , ℥ ℈ acétate d'ammoniaque dans la tisane).

18.ᵉ Amélioration; regard plus vif; langue humide; même état des pustules (*idem*).

19.ᵉ Démangeaison insupportable; l'enfant se gratte et s'écorche tout le corps, dont la surface est froide; la langue était hier au soir sèche, aujourd'hui l'enfant ne peut la sortir à cause des croûtes qui l'empêchent d'ouvrir la bouche; l'amaigrissement ou plutôt le dessèchement, l'*aridure* augmente toujours, odeur très-infecte de la matière qui suinte des excoriations et des croûtes; inquiétude; cependant le regard est encore net, l'œil humide, le malade se lève pour ses besoins (eau d'orge, émulsions, looch émulsionné avec quatre gouttes laudanum, fomentations émollientes et pansement avec le cérat, bouilli et vin).

Mort dans le jour.

De suite après la mort, le cadavre a exhalé une odeur insupportable, et la putréfaction s'est emparée de la peau.

§. I I I.

Cassagnié (André), cordonnier, âgé de 23 ans, d'un tempérament bilieux, d'une bonne constitution, n'a point été vacciné, quoique n'ayant pas eu la petite vérole.

Le 4 août, il fut saisi, vers les 11 heures

du matin, d'un frisson assez intense qui dura demi-heure, et fut suivi d'une vive chaleur; de céphalalgie; d'envies de vomir; d'une douleur à l'épigastre et de lassitudes. Il passa la journée dans cet état, ne prenant aucun médicament et que très-peu de nourriture. La nuit fut assez tranquille.

Le 5, 2. jour de la maladie, mêmes symptômes (légère nourriture). Soir, frissons coupés par des bouffées de chaleur.

Le 6, 3.e, il se trouva, à son réveil, la figure couverte de taches rouges; il en avait aussi quelques-unes sur le reste du corps. Éprouvant, vers le milieu de la journée, de grandes envies de vomir, il avala de l'eau tiède et vomit beaucoup, ce qui le soulagea. Insomnie la nuit.

Le 7, 4.e, il a paru de pareilles taches à la poitrine et aux extrémités; salivation abondante (tisane de violette, un peu de soupe).

Le 8, 5.e, entrée à l'hôpital. Il nous présenta alors les symptômes suivans : pesanteur de tête; yeux sensibles à la lumière; conjonctive enflammée; salivation abondante; difficulté d'avaler; langue couverte d'un enduit blanchâtre; toux; suppression des selles depuis l'invasion de la maladie; chaleur vive; pouls fréquent et développé; boutons

de la face argentés, offrant un godet grisâtre à leur centre, et environné d'un cercle
rose qui, en se confondant, forme la couleur
vive des interstices, pâlissant légèrement par
la pression. Comme les boutons de la face
sont très-nombreux et très-rapprochés, ils
s'accompagnent de gonflement ; ceux des
bras et de la poitrine sont petits, plats,
entièrement argentés, et sans dépression au
centre ; ceux des extrémités inférieures sont
les moins avancés et entièrement rouges.
Tous persistent encore quand on les presse ,
mais leur couleur disparaît par la pression
(crême de riz, biscuits, rhubarbe gr. x,
follicule de séné ℥ ij, racine de jalap ℥ j,
crême de tartre ℥ ij, manne ℥ ij, *illicò*).
Cinq selles abondantes. Exacerbation marquée.

Le 9, 6.e ; gonflement de la face ; yeux
fermés par le développement des paupières ;
soif ; langue jaune ; salivation abondante et
claire ; chaleur mordicante ; pouls fréquent ;
boutons de la face blancs, déprimés au
centre et environnés d'un cercle rose. Ceux
des bras et de la poitrine sont dans le même
état ; ceux des extrémités inférieures sont
blancs, sans dépression, et sont moins gros
que les autres (pain et confiture ; tisane
d'orge oximélée). Exacerbation.

10 , 7.ᵉ , tête pesante ; gosier très-dou-
loureux ; déglutition plus difficile qu'hier ;
salivation épaisse et abondante ; gonflement
très-considérable de la face , aussi les paupières peuvent à peine s'ouvrir et la langue ne
peut sortir qu'avec la plus grande difficulté ;
sentiment de prurit à la face. Boutons de
cette partie commençant à jaunir par leur
sommet, qui est proéminent ; ceux des bras
et de la poitrine sont entièrement blancs
avec un godet brunâtre à leur centre , et
un cercle rose de deux lignes à leur circonférence ; ceux des extrémités inférieures
sont blancs, sans dépression à leur centre ,
qui présente seulement un point noirâtre ;
et ils offrent un cercle rose (biscuit et vin ,
crêmes de riz , tisane d'orge miellée et
stibiée , lavement émollient). Une selle ;
fréquence du pouls ; insomnie.

11 , 8.ᵉ , plus de mal de tête ; face désenflée ; yeux ouverts ; langue légèrement
sale ; déglutition libre ; diminution de la
salivation ; pouls fréquent ; chaleur naturelle ;
boutons de la face jaunes , relevés à leur
sommet, et comme farineux ; du reste , la
matière qu'ils renferment est blanche , séreuse ; ceux des bras , de la poitrine et des
extrémités inférieures sont blancs , sans dépression , et ont pris un tel développement

qu'ils s'accompagnent de gonflement, surtout remarquable aux mains, aux pieds et aux doigts (eau d'orge miellée et stibiée, crème de riz). Trois selles; chaleur vive; pouls fréquent et légèrement dur.

12, 9.e, odeur particulière très - forte; plus de salivation; plus de difficulté d'avaler; langue jaune; chaleur vive; pouls plein et fréquent; face moins volumineuse; les boutons de cette partie présentent une petite croûte à leur sommet, point de cercle rose, leur interstice est de la couleur naturelle de la peau. Ceux des bras, de la poitrine et des extrémités sont blancs, larges et élevés, sans dépression au centre et environnés d'une légère aréole d'un rouge violet. En touchant les mains, les pieds, les doigts, et enfin, toutes les parties où les boutons sont nombreux et serrés, on dirait que l'on presse un emphysème (même traitement). Exacerbation marquée par la fréquence du pouls, et un degré de chaleur peu au-dessus de la naturelle.

14, 11.e, pouls et chaleur naturels. Les boutons de la face sont en croûtes épaisses, noirâtres et arrondies comme des verrues; ceux de la poitrine sont en croûtes plates, noirâtres, peu élevés au-dessus de la peau et fortement adhérentes. Quelques boutons des

mains et des bras sont percés, et ils ont laissé
transsuder de la sérosité jaunâtre et claire ;
il en est d'autres dans lesquels cette sérosité
est absorbée ; dans tous l'épiderme flétri se
détache, et il est bientôt remplacé par une
croûte, jaune et épaisse, ou noirâtre, peu
élevée au-dessus de la peau (biscuit et vin,
eau d'orge oximélée et stibiée).

15, 12.ᵉ, suppression des selles ; amaigrissement ; appétit ; bord libre des paupières de l'œil droit, rouges et enflammées ;
de nouvelles croûtes se forment aux boutons
des extrémités supérieures (biscuit et vin,
confiture, eau d'orge oximélée et stibiée,
collyre détersif).

16, 13.ᵉ, même état (même prescription). Légère exacerbation ; point de selle.

17, 14.ᵉ, pouls un peu fréquent. Chute
des croûtes de la face, et à la place qu'elles
occupaient on trouve une tache pâle et
proéminente. Quelques nouvelles croûtes ont
reparu aux boutons où elles avaient été
arrachées par le malade dès leur formation.
On voit naître encore à la face des boutons
blancs, sans circonférence rose, qui paraissent remplis de pus, et qui cependant,
en se crêvant, ne laissent échapper que
de la sérosité épaisse, et cela peu de temps

après leur naissance. Les extrémités inférieures s'infiltrent par la marche et par la position verticale, aussi le malade est-il obligé de garder le lit. Les boutons de cette partie qui, comme je l'ai dit, étaient argentés et consistans, sont devenus grisâtres, la cloche se crève, et il s'épanche un ichor sanguinolent; bientôt l'épiderme est entièrement détaché, et l'on voit au-dessous une tache noire, lisse, consistante, au niveau de la peau, et qu'on ne peut mieux comparer qu'à une tache scorbutique, plus foncée qu'à l'ordinaire, et ayant la forme des boutons qui les ont précédés. Il existe bien à ses extrémités de petites croûtes noirâtres et semblables à celles de la poitrine et à quelques-unes des bras; mais le plus souvent, dans ces parties, les boutons éprouvent les changemens que je viens de noter, et cela sans que le malade s'en trouve plus mal. On remarque encore, à la partie supérieure des cuisses, des croûtes humides, grisâtres, épaisses, surtout à leur centre, et qui rendent la marche difficile. Celles-ci sont de seconde formation, et ont remplacé celles que le malade avait arrachées (demi-quart). Plus d'exacerbation, l'œil droit est revenu dans son état naturel.

25, 21.ᵉ, les croûtes des cuisses exhalent une odeur infecte par la sérosité qu'ils laissent échapper ; les jambes sont complètement désenflées ; toutes les fonctions sont rentrées dans l'ordre ; et le malade se propose de sortir de l'hôpital sans attendre la chute complète des croûtes. Grand amaigrissement.

§. IV.

Testut (Pierre), perruquier, né à Langogne, département de la Lozère, âgé de 18 ans, d'un tempérament bilieux, d'une constitution robuste, n'avait point été vacciné. Le 31 juillet, sans cause connue, il est saisi, vers les quatre heures du soir, d'un frisson qui dura quelques instans, s'accompagna de céphalalgie générale, et de vomissemens de matières jaunes et amères : cependant sommeil pendant la nuit.

1.er août, céphalalgie susorbitaire ; bouche amère ; anorexie ; toux ; soif vive ; crachats aqueux et jaunâtres ; abdomen douloureux à la pression ; nausées sans vomissemens.

2, 3, même état (eau de riz, diète).

4, pendant la nuit, hémorragie peu abondante par la narine gauche ; sueur. Le matin, nausées assez intenses sans vomissement ; brisement des membres abdominaux ; du reste, mêmes symptômes que le 1.er août.

A trois heures du soir, éruption de petites taches rouges sur les parties latérales des lèvres, après un tournoiement de tête. Pendant la nuit, sueur générale ; abattement.

5, Des taches semblables aux précédentes se manifestent au tronc et aux bras. La malade se plaint de céphalalgie, de douleurs abdominales, (légère nourriture); sommeil, soulagement.

6, 7.e jour de la maladie, entrée à l'hôpital. Il présenta alors les symptômes que nous allons exposer : légère céphalalgie sus - orbitaire ; langue couverte d'un enduit blanchâtre et épais ; abdomen douloureux ; douleur épigastrique ; suppression des selles depuis l'invasion de la maladie; chaleur vive ; pouls fréquent et dur ; les boutons de la figure présentent à leur centre un point brun, enfoncé, entouré d'un cercle blanchâtre, et leur circonférence est d'une couleur rose. Aux deux joues, ils sont très - nombreux, et par leur rapprochement, ils forment des plaques d'un rouge foncé sans gonflement. Ceux des bras et de la poitrine sont entièrement roses, assez développés ; les uns, parfaitement circonscrits, quand les autres ne le sont pas ; les uns offrent un godet brunâtre à leur centre, tandis que les autres sont sans dépression. Ceux de l'abdomen et des extrémités inférieures sont petits , peu élevés au-dessus de la peau. Tous, au reste, persistent encore quand on les presse., mais leur couleur disparaît par la pression (crême de riz , saignée au bras droit, deux grains tartre stibié).

7., 8.ᵉ , point de sommeil; agitation; céphalalgie frontale ; langue couverte d'une pellicule jaunâtre ; bouche pâteuse ; anorexie ; difficulté d'avaler ; salivation aqueuse et abondante ; douleur épigastrique , augmentant par la pression ; chaleur vive ; pouls fréquent et plein ; les boutons de la face présentent, autour de la dépression centrale , un cercle blanchâtre, plus étendu , et qui étant devenu plus étendu, s'accompagne de gonflement ; ceux des bras et de la poitrine commencent à offrir un léger cercle blanc autour du godet , qui se forme chez ceux qui en étaient dépourvus (crême de riz, limonade anglaise , lavement émollient). Exacerbation marquée par une chaleur vive, le pouls fréquent et plein.

8, 9.ᵉ , point de sommeil.; une selle en diarrhée ; tournoiement de tête ; langue jaune; bouche pâteuse et amère ; salivation aqueuse et très-abondante ; difficulté d'avaler plus prononcée.; les boutons de la face ar-

gentés sont environnés d'un cercle rose qui,
en se réunissant, forme des plaques rouges,
disparaissant légèrement par la pression, et
accompagnés d'un gonflement tel que les
paupières peuvent à peine s'ouvrir, et que
la langue ne peut sortir qu'avec la plus
grande difficulté; ceux de la poitrine et des
bras offrent un cercle blanc, plus étendu
qu'hier, et s'accompagnent d'un gonflement
marqué, surtout à la main et aux doigts;
ceux des extrémités inférieures qui sont sans
dépression au centre, quoique présentant
dans cette partie un point noirâtre, comme
la tête d'une épingle, commencent à pâlir,
dans le temps que de nouveaux boutons
s'y manifestent. Parmi ces derniers, il en
est qu'on ne peut mieux comparer qu'à une
petite goutte de sang épanché sous l'épiderme, sans aucune circonférence rose, iné-
galement circonscrits, ne disparaissant pas
par la pression, au niveau de la peau, et
devenant proéminens dans quelques heures,
après avoir entièrement changé de forme.
Il en est d'autres qui sont rouges, élevés
au-dessus de la peau, environnés d'un cercle
rose, et dont la couleur disparaît par la
pression (crême de riz, eau d'orge édulcorée
pour boisson, gargarisme adoucissant).
Exacerbation marquée par la chaleur ; le

pouls fréquent et dur ; le brisement des membres abdominaux.

9., 10.ᵉ, point de sommeil; difficulté d'avaler; diminution de la salivation, langue blanche ; bouche amère ; gonflement très-considérable de la face; paupières adhérentes; boutons de la figure aplatis, jaunes autour de leur point central, et environnés d'un cercle rose qui, en se réunissant, forme l'interstice rose-tendre, disparaissant par la pression ; quelques boutons sont réunis et forment des plaques blanchâtres, douloureuses par le tact; ceux de la poitrine et des bras sont larges, blancs, et leur centre qui était enfoncé s'est relevé, et est devenu proéminent; ceux des extrémités inférieures offrent un cercle blanchâtre autour de leur point central ; pouls fréquent ; chaleur naturelle (même prescription). Exacerbation, commençant par des frissons suivis d'une forte chaleur.

11, 12.ᵉ, privation du sommeil ; point de selles ; larmoiement ; bouche pâteuse ; langue couverte d'un enduit jaunâtre ; déglutition aisée; légère salivation épaisse ; face moins développée ; boutons de cette partie jaunes, élevés à leur sommet, et comme farineux ; du reste, la matière qu'ils renferment est blanche, claire, avec quelques

flocons albumineux ; ceux des bras, de la
poitrine et des extrémités inférieures sont
blancs, sans dépression à leur centre, qui
offre seulement un point noirâtre, et offrent
un cercle rose de deux lignes ; chaleur vive ;
pouls fréquent (crême de riz, émulsion avec
laudanum, ou vin deux fois le jour). Exacerbation marquée par la chaleur vive, et
le pouls fréquent et dur.

12, 13.ᵉ, point de sommeil ; suppression
des selles ; déglutition facile et presque
naturelle ; plus de salivation ; larmoiement ;
appétit ; pouls fréquent ; chaleur naturelle ;
les boutons de la face sont jaunes, et des
croûtes commencent à se former sur quelques-uns ; ils n'offrent plus de cercles roses,
aussi leurs interstices ne présentent que la
couleur naturelle de la peau ; ceux des bras,
de la poitrine et des extrémités inférieures,
douloureux par la pression, sont larges,
blancs, relevés, offrent un léger cercle rose
à leur circonférence, et ne renferment que
de la sérosité. Le malade répand une odeur
douceâtre très-prononcée (crême de riz, tisane
d'orge oximélée et stibiée, émulsion nitrée
le soir). Le soir, frissons suivis d'une chaleur
vive et d'un pouls fréquent.

13, 14.ᵉ, léger sommeil ; une selle ;
tous les boutons de la face offrent des croûtes

épaisses, d'un gris sale; ceux de la poitrine se sèchent et forment une croûte noirâtre et peu épaisse; ceux des extrémités sont encore dans le même état (biscuit et vin, même prescription). Le soir, légère fréquence dans le pouls; chaleur naturelle.

14, 15.e, sommeil; appétit; soif; même état des boutons (vin et confiture, tisane d'orge oximélée). Point d'exacerbation.

15, 16.e, sommeil; une selle; grand appétit; langue blanche, la chute des croûtes de la face laisse à nu un cercle rose, peu différent de la couleur naturelle de la peau, dont le centre est déprimé, et dont la circonférence laisse flotter une ligne d'épiderme. Les boutons des bras d'abord renfermant une sérosité blanche qui remplit entièrement la cloche formée par l'épiderme, ont offert, au bout de vingt - quatre heures, une sérosité jaunâtre qui suivait la partie la plus déclive, et attestait que la cloche en était en partie dépourvue; dans quelques heures, cette sérosité était absorbée, et l'on n'observait plus que les rides là où auparavant on voyait de la matière séreuse. Cet épiderme flétri se détachait, et l'on trouvait à la place une croûte plate, grise et peu épaisse. Les boutons des extrémités inférieures qui étaient d'abord argentés et consistans,

sont devenus livides, la cloche s'est crevée,
et il s'est épanché un ichor sanguinolent.
Bientôt l'épiderme s'est entièrement détaché;
tantôt croûte noirâtre, peu épaisse, et dont
la chute laissait à nu une petite surface de
la couleur du reste du corps; tantôt il s'est
formé des croûtes humides, épaisses, surtout par leur centre (même traitement). Le
soir, pouls fréquent et plein.

16, 17.e, grand amaigrissement; grand
appétit; chute de quelques croûtes (quart,
tisane d'orge oximélée). Point d'exacerbation.

17, 18.e, convalescence. Toutes les fonctions sont rentrées dans l'ordre; le malade
s'est promené, et il n'attend pour sortir de
l'hôpital que la chute complète des croûtes.

§. V.

Matthieu, conscrit, âgé de 22 ans, d'un
tempérament pituitoso - sanguin, et d'une
constitution médiocre, affaibli par un rhumatisme articulaire, était entré à l'hôpital
pour un embarras gastrique. Deux émétiques
l'avaient rendu à la santé.

Le 19 décembre au soir, fièvre violente,
accompagnée de vomissemens bilieux.

2.e Mêmes symptômes.

3.e Émétique qui favorisa le vomissement.

4.e Fièvre, mais sans vomissement ; éruption varioleuse à la face.

5.e Éruption à la poitrine et aux extrémités supérieures.

6.e Continuation de la céphalalgie ; douleur aux yeux et à l'arrière-bouche ; figure rouge et un peu tuméfiée ; boutons bien distincts ; la langue et les lèvres rouges et humides ; chaleur générale halitueuse ; pouls un peu fréquent et plein ; ventre serré.

9.e Éruption terminée ; pustules de la face en pleine suppuration ; paupières tuméfiées ; yeux douloureux, fermés et très-sensibles ; figure gonflée ; pustules grosses et bien remplies de pus ; fièvre assez forte ; pouls plein, fréquent et régulier.

10.e Vives douleurs à la plante des pieds ; crachats plus abondans, un peu teints de sang.

11.e Plus de sang dans les crachats ; ardeur légère dans la poitrine ; augmentation de la douleur des pieds (tisane d'orge miellée, chaude, fomentations aux pieds).

12.e Dessèchement des pustules de la face ; gonflement des mains qui augmente depuis deux jours ; douleurs aux pieds (même prescription).

13.e Deux ou trois selles liquides ; le soir,

anxiétés ; fièvre moindre ; chaleur moins élevée; pouls petit, fréquent et concentré.

14.ᵉ Point de sommeil la nuit; face entièrement désenflée ; *désemplissement des pustules qui n'étaient pas encore sèches ;* diminution considérable du gonflement des mains ; pouls petit, concentré, fréquent et un peu irrégulier ; grande inquiétude; diminution de la douleur des pieds (vésicatoires aux bras, kk. ʒ j dans le vin deux fois le jour, vin).

15.ᵉ Tout est dans l'ordre ; *les pustules non desséchées se remplissent de nouveau ;* gonflement de la face et surtout des mains; chaleur augmentée ; bouche humide ; peau souple; pouls plus régulier et plus développé ; suppuration des pustules des pieds qui se tuméfient ; appétit (crêmes et vin).

16.ᵉ Bon sommeil ; paupières un peu tuméfiées ; langue humide et rouge ; pustules de tout le corps pleines et jaunes ; chaleur; fièvre moins forte.

17.ᵉ 18.ᵉ 19.ᵉ 20.ᵉ Dessiccation et chute successive des croûtes ; bon état des forces ; appétit.

22.ᵉ Douleur à la partie postérieure des jambes ; langue un peu sale.

26.ᵉ Purgatif.

41.ᵉ Sortie de l'hôpital.

§. V I.

Louis Cuminal (1), décroteur, âgé de 16 ans, d'un tempérament lymphatique, s'était exposé à l'ardeur du soleil et aux miasmes des marais.

Après neuf jours de fièvre, dans laquelle il y eut des symptômes évidemment étrangers à l'invasion de la petite vérole, éruption de boutons disséminés sur la peau, à la poitrine, aux bras et aux cuisses. Les boutons sont environnés, à leur base, d'une aréole rouge très-étroite.

2.e *jour de l'éruption :* pouls plein, développé, sans fréquence. Les boutons sont plus nombreux qu'hier ; quelques-uns présentent un point brunâtre à leur sommet, la langue offre cinq à six points à sa pointe.

3.e Nuit agitée ; yeux sensibles à la lumière ; les boutons sont plus nombreux qu'hier ; plusieurs prennent une teinte jaunâtre ; appétit ; point de selles ; cuisses un peu douloureuses ; chaleur vive ; pouls naturel.

4.e Sommeil nul ; point d'agitation ; langue

---

(1) Cette observation et les deux suivantes nous ont été communiquées par M. Lizet, élève de la plus grande espérance.

blanchâtre ; un peu d'appétit ; quelques boutons sont desséchés ; pouls naturel ; les cuisses
et les jambes sont douloureuses.

5.e Point de sommeil ; peau légèrement
tuméfiée ; *certaines pustules se changent en
croûtes* ; pouls naturel ; peu de chaleur ;
point de selles.

6.e Sommeil ; appétit. La plupart des boutons sont en suppuration ; tuméfaction des
bras et des pieds ; pouls et chaleur naturelle.

7.e Le malade va bien.

8.e Les boutons se dessèchent.

9.e Il s'est formé quelques croûtes sur la
face ; les boutons sur les autres parties du
corps se dessèchent, sans qu'il y ait suppuration ; il se fait une absorption de la matière
séreuse trouble, qu'ils renferment, sans qu'il
en résulte le moindre inconvénient.

11.e Les croûtes de la peau ont laissé ,
après leur chute, une saillie très-marquée ;
quelques nouveaux boutons ont paru et parcourent leurs périodes comme les autres.

12.e Lorsque la matière des boutons a été
absorbée, l'épiderme, qui lui servait d'enveloppe, se flétrit et se détache peu-à-peu.

La matière des boutons n'a pas été absorbée
dans tous, un grand nombre a formé des
croûtes , aux bras et aux extrémités inférieures, ces croûtes tombent de jour en jour.

§. V I I.

Monier (Adolphe), ayant eu la petite
vérole naturelle, âgé de 17 ans, d'un tempérament sanguin, perdit l'appétit dimanche
au matin. Le même jour, à huit heures du
soir, il éprouva un sentiment de froid dans
tout le corps ; douleur de tête, plus particulièrement fixée à la région frontale, des
lassitudes générales, sentiment de brisement
dans les membres ; douleur assez vive se
faisait sentir à l'épigastre ; vomissement de
la boisson ; la nuit agitée, le sommeil nul.

5.e Jour de la maladie, 4 juillet : chaleur
pendant la nuit ; éruption, surtout à la face
et à la poitrine, de petites taches semblables
à des morsures de puce ; quelques-unes ne
s'élèvent pas d'une manière sensible au-dessus
de la peau ; d'autres forment une légère
saillie ; il en est, enfin, qui ont la forme
de petits boutons ; elles sont en général assez
circonscrites, leur rougeur ne va pas jusqu'au
pourpre, et elle disparaît sous la pression.
céphalalgie frontale légère ; yeux sensibles
à l'impression de la lumière, injectés ; langue
couverte d'un enduit blanchâtre, parsemé
de petits boutons rouges ; bouche amère ;
dégoût ; abdomen un peu douloureux à la

région ombilicale ; constipation ; ventre un peu soulevé ; urines fréquentes et en petite quantité.

L'émétique administré a provoqué le vomissement d'une grande quantité de matières jaunâtres et amères, et plusieurs déjections alvines ; disparition de la céphalalgie et de l'amertume de la bouche.

6.e Pustules confluentes dans la plus grande étendue de la partie de la peau ; le sommet de quelques boutons est blanchâtre ; légère douleur à la gorge ; le pouls est presque naturel ; il ne reste plus de lassitudes ni de brisemens dans les membres. Le ventre est encore un peu soulevé.

7.e Toutes les plaques rouges ont pris la forme de boutons, blanchâtres à leur sommet ; agitation pendant la nuit ; sommeil nul ; plus de douleur à la gorge.

8.e Douleur assez vive à la gorge ; déglutition pénible ; les boutons sont plus saillans qu'hier ; le pouls est légèrement fébrile ; urines claires.

9.e Point de sommeil ; céphalalgie frontale ; gonflement de la peau ; tuméfaction des paupières qui ne permet pas au malade d'ouvrir les yeux ; langue blanchâtre, humectée ; pouls fréquent ; constipation.

10.e Nuit anxieuse ; douleur frontale ;

gonflement de la peau plus considérable ; la
sérosité que contiennent les pustules s'épaissit
et prend une teinte jaunâtre ; la langue est
tuméfiée et couverte de plusieurs boutons ;
lèvres sèches, croûteuses ; pouls fréquent ;
chaleur assez vive ; deux ou trois selles
liquides.

11.e Nuit assez bonne ; point de céphalalgie ; tuméfaction de la face moins considérable ; les pustules des joues, du nez et
du menton commencent à se dessécher.

12.e Chute de quelques croûtes de la face ;
les pustules des autres parties du corps sont
blanches pour la plupart ; la tuméfaction
de la face est considérablement diminuée ;
les pieds sont douloureux et le pouls fréquent.

13.e Chute des croûtes de la face ; boutons
des bras et des cuisses remplis d'une sérosité
que l'on distinguait facilement au tact ; pouls
moins fréquent ; point de selles.

14.e Les croûtes de la face continuent de
se détacher ; les pustules des bras et des
cuisses *se vident et se dessèchent, sans
qu'on puisse dire précisément qu'il y ait
suppuration.* Le malade entr'ouvre diffici-
lement l'œil gauche.

15.e Le malade va très-bien.

En suivant attentivement la marche des
boutons des bras et des cuisses, on a observé

que la matière qu'ils renferment est d'abord
séreuse, et prend ensuite l'aspect d'un pus
un peu plus épais ; devient sanieuse ; revient
à l'état de sérosité, et c'est alors qu'elle
est absorbée. La plupart des pustules sont
vides ; plusieurs boutons ont néanmoins
formé des croûtes, comme ceux de la face,
et ces croûtes se sont détachées de la même
manière.

Le 25 juillet, toutes les croûtes ne sont
pas encore tombées. Le 1.er août, dépres-
sions à la place qu'occupaient les pustules.
Une saillie succède à la chute des croûtes
de la peau, et au dessèchement des pustules
des bras et des cuisses.

19.e Presque toutes les croûtes sont tombées, la langue est un peu sale, et la bouche
légèrement amère.

21.e Lorsque la matière des boutons a été
absorbée, l'épiderme qui lui servait d'enveloppe se flétrit et se détache peu à peu.

§. V I I I.

Marmotan (Michel), ramoneur, âgé de
10 ans, d'un tempérament lymphatique, le
8 août, éprouva un frisson, avec tremble-
ment, qui ne tarda pas à disparaître, et
qui s'accompagna d'une forte céphalalgie,

de larmoiement, de perte d'appétit, d'envies de vomir, de lassitudes ; insomnie, bouffées de chaleur.

2.e Continuation des symptômes que nous venons d'énumérer, et éruption dans la soirée à la figure de plaques rouges, qui présentent çà et là de petits points noirs, légèrement déprimés.

3.e Céphalalgie plus prononcée, légers frissons, envies de vomir ; les taches de la face se séparent, se circonscrivent et se dessinent en boutons ; éruption de petits boutons roses, aplatis à la poitrine, aux bras et à la partie interne des cuisses.

4.e Les boutons de la face sont d'un rouge violet, aplatis, offrant à leur centre un point noir et foncé ; quelques-uns cependant sont rouges, relevés et pointus à leur sommet. Ceux des bras et de la poitrine sont aplatis, larges, roses et sans dépression à leur centre. Ceux des extrémités inférieures sont semblables à une petite goutte de sang épanchée sous l'épiderme, sans aréole, et ne disparaissant pas par la pression. Tous, au reste, sont encore sensibles au tact lorsqu'on les presse, mais leur couleur disparaît et s'évanouit par la pression. Pouls fréquent, chaleur vive.

5.e Chaleur vive et âcre, pouls fréquent, il est plus petit et concentré au bras gauche.

Les boutons de la face sont tous déprimés au centre, et offrent, autour de ce point central, un cercle blanc et argenté. Ceux des bras et de la poitrine sont plus larges. Ceux des extrémités, qui étaient semblables à une goutte de sang, ont changé de forme, sont devenus également circonscrits, rouges, et peu élevés au-dessus de la peau. Tous offrent une aréole rouge qui pâlit par la pression ; celle - ci n'amène point de la douleur. Exacerbation marquée par la fréquence du pouls et chaleur plus intense.

6.ᵉ Pouls fréquent, le cercle argenté autour de la dépression centrale s'est étendu davantage, et se trouve environné d'un cercle rose qui forme l'interstice ; celui-ci est douloureux par la pression ; la face commence à s'enfler. Les boutons de la poitrine, des bras, présentent un léger cercle blanc autour de leur centre ; ceux des extrémités inférieures présentent le godet central. Exacerbation par des frissons suivis d'une chaleur vive.

7.ᵉ Gonflement très-considérable de la face, aussi les paupières peuvent - elles à peine s'ouvrir et la langue ne peut être sortie au dehors ; difficulté d'avaler, réponses difficiles. Même état des boutons.

8.ᵉ Assoupissement, chaleur vive, pouls fréquent et petit, gonflement de la face

considérable , difficulté d'avaler , réponses
difficiles. Les boutons de la figure sont blancs,
aplatis, sans dépression à leur centre, et
environnés d'un cercle rose qui, en se réunissant, forme un interstice rosé de cette
couleur ; les boutons des bras et de la poitrine sont argentés avec un petit point brunâtre, et une légère aréole d'un rose tendre ;
ceux des doigts et des mains s'accompagnent
du gonflement de ces parties. Ceux des extrémités inférieures présentent autour de
leur point central un cercle blanc , plus
étendu que les jours précédens.

9.e Gonflement de la face, des mains,
des pieds et des doigts. Diminution de la
difficulté d'avaler ; les boutons de la face
sont devenus jaunes à leur partie moyenne ;
ceux du front ont laissé transsuder , par ce
point, une sérosité claire et blanche, et il
s'est formé une croûte plate , très - mince,
jaune , au niveau de la peau , peu adhérente
et laissant à nu, par sa chute, une partie
dont la couleur est semblable à celle de la
peau, dans son état d'intégrité. Ce changement est analogue à la desquammation qui
survient à un érysipèle. Ceux des bras, de
la poitrine, et des extrémités, sont entièrement blancs ; leur centre est relevé, et
offre une tache grise et arrondie.

10.e Léger sommeil, une selle en diarrhée, pesanteur de la tête, difficulté d'avaler moindre, plus d'assoupissement ni de bri-semens des jambes. Parmi les boutons de la face, quelques-uns se sont percés par leur centre, ont laissé échapper de la sérosité, et ont été remplacés par des croûtes larges, jaunes, au niveau de la peau, et parfaitement semblables à celles que nous avons décrites plus haut. Quant à ceux des bras et de la poitrine, et des extrémités, la tache grise s'étend en se dirigeant vers le bord libre des boutons de la face; les mains, les pieds et les doigts présentent du gonflement.

11.e Sommeil tranquille, bouche pâteuse, langue légèrement blanche, plus de difficulté d'avaler. La matière des boutons de la figure est absorbée, sans que le malade en souffre le moindre inconvénient ; l'épiderme ridé se flétrit, se détache et tombe par desquam-mation. Même état des autres boutons. Exa-cerbation marquée par la plus grande fré-quence du pouls et des bouffées de chaleur.

12.e Sommeil tranquille, une selle natu-relle, désir des alimens, chaleur naturelle, pouls peu fréquent, diminution du gonfle-ment de la face, des mains, des pieds et des doigts, chute de quelques croutes de la face; même état des boutons du reste du corps.

13.ᵉ Toutes les fonctions ont repris l'ordre naturel accoutumé ; la chute des croûtes de le face continue, et l'on voit alors la peau rouge, intacte, et n'ayant souffert aucune altération. Nous avons dit que les boutons des bras, de la poitrine et des extrémités inférieures étaient blancs, également aplatis, et présentant à leur partie moyenne une tache d'un gris noirâtre, qui tendait chaque jour à s'élargir en gagnant le bord libre des boutons ; eh bien! la matière que la plupart de ces boutons renferme est claire, séreuse ; elle est prise par l'absorption, est portée dans le torrent de la circulation, sans aucun inconvénient pour le malade. D'autres se percent à la partie moyenne de la tache grise que nous avons désignée, et laissent trans-suder par là une sérosité blanche. Après la disparition de ce produit d'une inflammation incomplète, l'épiderme se flétrit, se détache, et offre une croûte noirâtre, dure, peu élevée au-dessus de la peau, et assez forte-ment adhérente. Aux cuisses, on rencontre encore des croûtes grisâtres, épaisses, et légèrement humides.

Depuis le 14.ᵉ jusques au 20.ᵉ, continua-tion de la chute des croûtes. Ces jours der-niers, apparition de la diarrhée (rhubarbe et manne). Trois selles ; grand soulagement.

21.ᵉ Chute complète des croûtes ; la peau est de couleur plus foncée qu'à l'ordinaire, mais elle n'est point altérée, et l'on dirait que ce malade vient d'être affecté d'un érysipèle général. Il ne se plaint que de son amaigrissement.

28.ᵉ Douleur tensive à la partie supérieure et externe de l'avant-bras gauche, avec difficulté des mouvemens ; insomnie ; agitation ; pouls légèrement fébrile.

29.ᵉ Tumeur volumineuse, rouge, douloureuse à la moindre pression, située à la partie supérieure et externe de l'avant-bras gauche, et difficulté des mouvemens. Cataplasme émollient.

32.ᵉ Ce dépôt s'est percé vers la partie la plus déclive, et a rendu un ichor sanguinolent très-abondant.

Nous n'avons pas craint de rapporter les histoires que l'on vient de lire avec les circonstances les plus minutieuses d'une observation attentive et continuée jour par jour ; il sera aisé maintenant de s'assurer si le diagnostic, porté sur une très-grande partie des éruptions de notre épidémie, est exact ou erroné. Pour nous, il nous paraît que, malgré la marche anomale de ces petites véroles , malgré l'imperfection et même l'absence de la suppuration , malgré l'absorption plus ou moins complète de la matière séreuse , malgré la forme irrégulière des boutons , et leur éruption coupée par des intervalles plus ou moins marqués , il n'est permis de comparer cette éruption à nulle autre espèce d'exanthème , qu'à celui de la variole. La fièvre d'invasion et son intensité , la forme des boutons et leur progrès , la durée totale de la maladie , et surtout la réunion de tous ces caractères ; nous obligent de nous fixer avec confiance dans cette opinion. Nous émettons notre jugement avec d'autant plus de confiance sur le diagnostic des éruptions dont nous avons présenté l'histoire , qu'il s'accorde le plus souvent avec celui de M. le Professeur de clinique. Au reste, si les observateurs avaient rapporté un plus grand nombre d'histoires de varioles qu'ils ne l'ont fait , si les nosographes avaient décrit avec autant de soin les anomalies des maladies qu'ils se sont appesantis sur leur marche ordinaire , notre jugement n'eût pas été en suspens un seul instant. Mais , il faut le dire , la plupart de nos histoires générales de maladies sont faites à plaisir; l'imagination s'est amusée trop souvent à rappeler tous les traits qu'ont pu présenter

les divers cas de la même maladie, et a ainsi
donné à ces tableaux une sorte de perfection
idéale, qui n'est point dans la nature. Aussi,
quel n'est pas l'embarras du jeune médecin
qui approche, pour la première fois, des
malades, et qui cherche à reconnaître en
eux tous les symptômes qu'il trouve notés
dans le *livre !* il commence d'abord par
accuser la nature, et finit par ne pas tenir
tant de compte des guides qui l'ont trompé.

Afin de rendre plus complète et plus exacte
la partie descriptive des maladies, ne faudrait-il pas que l'histoire générale fût plus
simple, moins chargée de symptômes, non
accumulés surtout dans le même espace de
temps? Ne faudrait-il pas, à côté de cette
histoire générale, placer les tableaux particuliers du plus grand nombre des exceptions,
des irrégularités et des anomalies? Ne serait-
ce pas le seul moyen de corriger, autant
que possible, les défauts, de prévenir les
inconvéniens des descriptions fixes et arrêtées;
de rendre plus complète et plus sûre leur
application à la pratique de la médecine,
qui, dans le fond, ne présente jamais que
des *individualités*, des *particularités?*

Nous terminerons ces longues discussions
par une remarque générale sur le traitement
de nos varioles anomales. Nous avons essayé

de remédier au vice de la suppuration,
nous n'y sommes jamais parvenus ; un de
nous a même employé l'immersion peu
prolongée dans un bain légèrement chaud,
pour ranimer une éruption ralentie et stationnaire. La maladie n'en a pas été plus
vite, n'en a pas marché plus régulièrement ;
et cet essai n'a pas été utile, si même il
n'a été désavantageux, l'enfant ayant suc-
combé d'ailleurs à une variole de très-
mauvais caractère. Dans une épidémie, complètement analogue à la nôtre, et il faut
ajouter ce fait à tous ceux que nous avons
déjà cités dans le troisième chapitre, Joseph
Franck donna en vain le camphre et le quinquina ; il n'avança pas davantage, la suppuration resta toujours incomplète, et ne consista
jamais qu'en une sérosité, qui était absorbée
en entier *(act. clin. Wiln. ann. I. pag. 94.
cap. V.)* Il faut donc reconnaître cette triste
et importante vérité en médecine ; que quand
la nature vivante a *conçu* profondément un
état morbide, et qu'elle a arrêté le plan
d'une maladie, rien ne peut la *faire changer.*

CHAPITRE CINQUIÈME.

De la fausse petite vérole ; de ses diverses espèces , observations particulières qui constatent leur existence. Détermination de la valeur des caractères que l'on a donnés pour la distinguer de la petite vérole vraie.

Nous avons déjà établi , d'une manière générale , que nous avons eu des petites véroles fausses , et qu'elles avaient composé une grande partie de notre épidémie. Nul doute à cela ; mais , comme nous l'avons déjà remarqué , nous avons eu occasion , dans cette circonstance , de nous convaincre que la varicelle n'était pas toujours aussi aisée à séparer de la variole que l'on serait porté à le croire, d'après la plupart des auteurs, qui ont mis en parallèle les deux éruptions. C'est ainsi que l'illustre Huxham affirme , peut-être un peu trop légèrement , qu'il n'y a que les *commères*, *les bonnes femmes (mulierculæ , aniculæ)* qui puissent s'y tromper ; tandis que Gaudoger, Odier, M. Chrestien , et plusieurs autres médecins aussi recommandables conviennent, avec franchise, que plus d'une fois les hommes de l'art s'y sont mépris. Si les prétendues récidives de petite vérole ne sont, le plus souvent, que de véritables varicelles, comme l'ont soutenu, avec beaucoup de vraisemblance, du moins pour un très-grand nombre de cas de ce genre, Gandoger, Valentin, etc., il faut avouer qu'il n'est pas toujours très-facile de distinguer ces deux sortes d'éruptions, puisqu'il faudrait reconnaître que d'excellens observateurs s'en sont laissé imposer par des apparences équivoques.

Les médecins anglais, auxquels nous devons tant de lumières sur la variole, sous le rapport de sa description, de son traitement curatif, et plus encore de ses moyens préservatifs (l'inoculation et la vaccine), ont admis deux espèces de varicelle, qu'il importe beaucoup de ne pas confondre.

Dans la première, qu'ils désignent sous le nom de *chicken-pox (pustule de poulet)*; la fièvre d'invasion, quelquefois nulle, est toujours légère et cesse tout-à-coup, après une éruption brusque et presque instantanée, pour ne plus reparaître, c'est-à-dire, qu'elle ne dure pas plus de 12, de 24 heures. Les boutons sont petits, peu élevés ; ne présentent pas la forme variolique ; se remplissent, dans 24 heures, d'une humeur séreuse et incolore, qui se trouble à peine, et ne passe jamais à suppuration. Le lendemain, ils s'af-

laissent et tombent en écailles ; laissent une
empreinte surperficielle qui s'efface bientôt·
La durée totale des boutons ne s'étend pas au-
delà de trois, quatre jours. Quelquefois, on
observe des poussées successives de nouvelles
pustules ; de telle sorte que l'on voit à la
fois, et à côté les uns des autres, des boutons
naissans et des boutons desséchés. Nous reconnaissons volontiers qu'il n'est nullement permis de confondre cette éruption avec la variole
légitime.

Il n'en est pas de même de la seconde
espèce, connue par les médecins de la même
nation sous la dénomination de *swine-pox*
(pustule de cochon). Dans celle-ci, l'éruption est précédée d'une fièvre, quelquefois
très-intense, qui dure deux, trois jours. Les
boutons, qui la suivent, peuvent prendre,
ainsi que nous avons eu occasion de l'observer,
dans certains cas, tout l'aspect des boutons
varioleux. M. Valentin nous paraît avoir
affirmé, d'une manière trop générale, qu'ils
n'ont jamais la forme conique ; qu'on n'y
aperçoit pas, dans le centre de leur sommet,
ce point brunâtre et cet aplatissement propres
aux pustules de la variole légitime. Selon
lui, ils sont toujours plutôt sphériques que
lenticulaires, plus larges à leur corps qu'à
leur base. En outre, ils peuvent s'environner

d'une aréole rosacée, plus ou moins étendue ;
ils se remplissent d'une sérosité, qui blanchit,
s'épaissit, se change même en véritable pus ;
ils persistent quatre, cinq, six, et même
sept jours ; donnent une véritable croûte,
qui demeure quelquefois très-long-temps à
tomber, et peut laisser une cicatrice.

Les deux variétés admises par les anglais
ne sont pas encore les seules ; M. Valentin
dit qu'en Amérique, on rencontre très-com-
munément deux ou *trois* espèces de fausses
varioles ; et après avoir remarqué qu'il n'a
presque point vu de mères ni de nourrices
s'y tromper, il convient, cependant, qu'il
y a quelques cas *extraordinaires*, qui peuvent
en imposer au premier aspect ; mais alors,
ajoute-t-il avec raison, un médecin prudent
se garde bien de prononcer jusqu'à la seconde
ou la troisième période (*journ. de Sédill.
tom. XIII, pag. 177*).

M. Odier, cet observateur si exact, ce
médecin si sage, dit, dans son *manuel de
médecine - pratique, pag. 103*, qu'il a lieu
de soupçonner, qu'il y a *plusieurs* espèces
différentes de fausse petite vérole, qui ne
garantissent pas l'une de l'autre ; de telle
sorte qu'un même individu peut en être
atteint successivement : cette dernière circonstance confirmerait, selon lui, l'existence

séparée de chacune d'elles ; attendu qu'il
pense que l'on ne peut avoir chacune d'elles
qu'une seule fois. Il prétend avoir rencontré,
dans sa pratique, des éruptions, qui ressemblaient en même temps à la petite vérole
volante et à la variole, *sans avoir précisément
les caractères ni de l'une ni de l'autre.* Les
boutons étaient en petit nombre, remplis
d'un *pus blanc et non limpide ;* mais ils ne
duraient que deux ou trois jours (*bibl.
brit., tom. II, pag. 246)*. Il ajoute que
cette éruption, survenue à quelques personnes qui avaient eu la vaccine, a fait croire
que celle - ci ne garantit pas de la petite
vérole. Au premier coup d'œil, cet exanthème
se rapproche singulièrement de la variole
bénigne. Il la désigne sous la dénomination
de petite vérole volante *irrégulière ;* mais
peut - être, dit - il, est - ce une maladie
différente et de nature particulière.

Le jugement de M. Odier, à cet égard,
est à peu près le même que celui de M.
Broussonnet, qui a été tenté de voir, dans
beaucoup de cas de notre épidémie, une nouvelle espèce d'exanthème. L'illustre Jenner
avait la même opinion, quand il présumait
qu'il y avait d'autres maladies éruptives encore plus semblables à la petite vérole que les
espèces reçues de varicelles, et que l'on pou-

vait confondre plus aisément avec la variole légitime ; ce qui l'engageait à protester d'avance
contre l'induction qu'on pourrait en tirer
pour décréditer la faculté préservatrice de
la vaccine. Odier rapporte avoir vu un jeune
homme être atteint de cette éruption douteuse, quoique, quelques années auparavant,
il eût eu une petite vérole inoculée très-
abondante. Ce fait peut servir à détruire complètement, selon nous, l'opinion des médecins
qui, trompés par des analogies superficielles,
pensent que cet exanthème équivoque est de
nature vaccinale, et le résultat du virus
vaccin, inséré par une première inoculation et gardé pendant un long temps dans
l'économie, qui l'a modifié plus ou moins.
L'individu, dont il est ici question, n'avait
jamais reçu du virus vaccin ; il avait été
inoculé avec du virus variolique, et il n'en
présenta pas moins cette éruption, que l'on
juge à tort vaccinale, quand elle a lieu chez
des vaccinés.

Il est fâcheux que Jenner et Odier n'aient
pas donné plus de détails d'observation sur
cette espèce de varicelle, qui s'approche
de plus près de la variole que les autres
éruptions analogues. La réunion des faits
particuliers, que nous présenterons, rem-
plira, tant bien que mal, cette lacune de

l'histoire des exanthèmes *varioliformes*. Quoi qu'il en soit, nous devions profiter de l'autorité de ces grands praticiens, pour donner plus de poids à ce que nous croyons avoir vu d'analogue dans notre épidémie.

M. Gilibert, dans son excellente *monographie du pemphigus (pag. 313)*, parle d'une espèce de varicelle, qu'il croit différer de celles dont parlent les anglais. Elle en diffère par la durée de la maladie, qui est plus longue ; par le développement successif des phlyctènes, qui ne se fait qu'en plusieurs jours, avec une nouvelle reprise de fièvre, à chaque nouvelle poussée ; par la forme des boutons plus analogues à ceux de la variole et par une suppuration plus complète. Comme elle est moins commune que la varicelle ordinaire, et par conséquent moins bien connue, il pense, avec raison, que la meilleure manière, pour en faire connaître les caractères distinctifs, est d'en décrire un cas particulier. Nous présenterons bientôt cette histoire si intéressante par elle-même et très-bien faite d'ailleurs.

Dans notre épidémie, nous avons eu occasion d'observer la varicelle sous plusieurs formes. Nous l'avons vue simuler quelquefois la petite vérole, au point de tromper les praticiens les plus exercés. La méprise

était d'autant plus facile , que le même
génie d'anomalie et d'irrégularité semblait
présider à la variole comme à la varicelle.
Ce sont ces doubles irrégularités , qui expli-
quent l'opposition de nos meilleurs médecins, dans leur diagnostic sur un même cas.
Au lieu de se reprocher réciproquement
leurs préventions , n'auraient-ils pas mieux
fait peut - être d'accuser la nature et ses
caprices , de se décider à les étudier avec
plus de soin , et suspendre surtout leur jugement ?

Nous allons rapporter quelques histoires
particulières de varicelles , pour donner
un point d'appui à toutes nos discussions
à cet égard ; nous rapprocherons les faits
qui nous sont propres , de tous ceux analogues , plus ou moins intéressans, qui ont
été conservés par les meilleurs observateurs.
Il deviendra alors plus facile d'établir les
différences qui , séparent la varicelle de la
variole , et l'on aura , du moins , sous les
yeux , les données nécessaires pour résoudre
toutes les difficultés , qui peuvent s'élever
à ce sujet. Nous disposerons les histoires que
nous avons à notre disposition dans un ordre
progressif d'augmentation dans les symptômes
équivoques.

I.

Varicelle avec fièvre d'invasion, qui a duré quatre jours, avec boutons de forme variolique et suppuration franche (1).

« Un enfant de 7 ans, pâle, maigre, nerveux, délicat, sujet à diverses espèces d'éruptions cutanées, et ayant été vacciné, commençait à se remettre d'une diarrhée, qui avait duré dix mois. Le 15 et le 16 mars 1812, cet enfant se sent mal à son aise, perd l'appétit, se plaint de lassitude dans les membres abdominaux, et éprouve, le soir, des baillemens et une petite toux sèche. Néanmoins, il conserve sa vivacité ordinaire. Le troisième jour, à quatre heures du soir, frissonnement léger. A cinq heures, pesanteur de tête, douleur dans les yeux et au gosier, et en même temps, chaleur générale, entremêlée souvent de froid. Pendant la nuit, chaleur plus forte, agitation, picotement à la peau. »

« Le lendemain matin, quatrième jour

---

(1) Obs. tirée de *la monographie du pemphigus, ou traité de la maladie vésiculaire*, par Stanislas Gilibert, 1813, pag. 313.

de la maladie, on apercevait une vingtaine de petites taches, semblables à des morsures de puces, et dispersées sur le col, les bras, le thorax et autour des oreilles. Plusieurs présentent, à leur centre, une vésicule presque imperceptible; mais, pendant la journée, les vésicules s'enflent et acquièrent le volume et l'apparence d'une petite perle, les autres taches rouges s'agrandissent un peu, et se couvrent en même temps de phlyctènes semblables. Le malade éprouve de la chaleur et des démangeaisons légères dans les parties, qui sont le siége de cette éruption; il tousse souvent sans expectorer, éternue quelquefois, ses yeux sont douloureux et larmoyans, les paupières inférieures, rouges et tuméfiées; la gorge est embarassée et douloureuse; le pouls est modérément accéléré, sans être dur ni très-plein; la langue un peu blanche; la soif légère; l'enfant est gai et se lève pour jouer. Le soir, à quatre heures, frissons, peu de temps après, face colorée, yeux plus rouges et larmoyans, éternuement plus fréquent, céphalalgie, douleur au gosier, gêne à avaler la salive, chaleur par tout le corps, soif plus vive pendant la nuit, urines limpides, rousses, causant quelque ardeur dans le canal de l'urètre; insomnie; agitation; chaleur brûlante et picotement sur toute la peau. A la fin de la nuit et vers le matin, une sueur abondante s'établit. »

« Le cinquième jour, de nouveaux grains vésiculaires couvrent différentes parties du corps ; ceux de la veille acquièrent un peu plus de grosseur ; ils sont jaunes, translucides ; leur base est plus tuméfiée qu'elle ne l'était le premier jour ; la rougeur qui les entoure est plus étendue, et *forme autour de chaque vésicule une aréole d'une ou de deux lignes de largeur.* Ce n'est qu'à la base de ces phlyctènes que le malade ressent des picotemens. La peau est toujours chaude, le pouls très-accéléré et plus dur dans la journée ; quelques légères douleurs de ventre se font sentir; le malade est constipé depuis trois jours ; le soir, la fièvre reparaît sans frisson, et ramène, comme tous les jours précédens, tous les symptômes muqueux. Les douleurs du ventre deviennent plus vives ; la mère du petit malade, craignant que la diète n'exténuât son enfant, lui donna du pain et du vin ; bientôt après, coliques plus fortes, vomissemens et déjections alvines abondantes pendant la nuit, agitation très-grande, insomnie, hémorragie nasale, qui se renouvelle deux fois; vers le matin, sueur abondante. »

« Le sixième jour, ou voit de nouvelles phlyctènes, dont plusieurs sont placées sur le cuir chevelu. Les plus anciennes vésicules, qui sont au troisième jour de leur naissance, présentent quelques changemens ; elles sont devenues *blanches, opaques, aplaties, déprimées dans leur centre, et semblables en tout à des boutons de vaccine, parvenus à leur huitième ou neuvième jour.* La sérosité limpide qu'elles contenaient, est convertie en *une humeur puriforme ; leur base est plus tuméfiée, et leur aréole rouge plus étendue.* Le soir, mouvement fébrible, moins fort que celui de la veille, produisant dans la nuit une nouvelle éruption. Deux hémorragies se manifestent ; à la fin du paroxisme, la peau se couvre d'une sueur onctueuse. »

« Le septième jour, les plus anciennes phlyctènes se dessèchent en *croûtes jaunâtres, qui commencent à se former au centre déprimé des vésicules ; on dirait que ce sont des boutons de vaccine à leur douzième jour. La rougeur aréolaire subsiste encore, la tuméfaction ne diminue point.* De petites vésicules se forment sur les gencives et dans l'oreille. »

« Pendant les huitième, neuvième et dixième jours, la fièvre ne reparaît que beaucoup plus tard et avec plus de force ;

l'éruption que termine chaque mouvement fébrile, est moins abondante; les phlyctènes de chaque éruption suivent la même marche que les premières; elles *croissent chacune pendant trois ou quatre jours*, et se dessèchent dans le même ordre qu'elles se sont développées. »

« Le onzième jour, la dessiccation devient générale. Quelques petites vésicules, développées de la veille, se dessèchent avec les autres, sans arriver au même accroissement. La peau reprend sa paleur naturelle, elle ne présente plus que de petites croûtes qui ne passent pas le volume d'une lentille, et qui sont d'autant plus brunes qu'elles sont plus anciennes. Plusieurs se détachent déjà de la peau ; les aréoles sont devenues très-étroites et d'une teinte très-obscure. La fièvre ne se fait plus sentir ; une légère expectoration est le seul symptôme muqueux qui subsiste encore. Le malade recouvre l'appétit et digère bien ; les déjections sont naturelles ; les urines n'ont pas déposé. »

Dans cette varicelle, la fièvre d'invasion a duré quatre jours, comme dans la variole la plus régulière ; elle s'est accompagnée de frissons , et a été marquée par une certaine vivacité. Elle s'est renouvelée, après la première éruption , et s'est prolongée jusqu'à

la fin de la maladie. Les paupières se sont
gonflées ; les boutons ont grossi avec cette
sorte de progression propre aux pustules
varioliques ; leur base était douloureuse,
tuméfiée ; leur contour s'est environné d'une
aréole croissante ; ils ont pris l'aplatissement
et la dépression au centre, qu'on observe
dans les pustules varioliques, comme dans
les vaccinales ; elles ont fourni un véritable
pus. Tels sont les caractères qui rapprochent
cette éruption de la variole ; voici ceux
qui l'en éloignent et l'en séparent. Les boutons commencent à paraître sur le col, les
bras, le thorax et autour des oreilles, et non
sur le visage, comme dans la petite vérole.
Il semble même qu'il n'y en a jamais eu sur
cette partie du corps. Dès le premier jour,
les vésicules, dont les boutons étaient sur-
montés à leur centre, s'enflamment ; acquièrent le volume d'une petite perle. Le 2.ᵉ
jour, déjà devenus encore plus gros, ils sont
jaunes, c'est-à-dire, remplis d'une humeur,
qui commence à tourner à suppuration. Le
3.ᵉ jour, ils sont blancs, opaques. Le 4.ᵉ,
ils se dessèchent en croutes jaunâtres. La
fièvre, qui a eu lieu, appartenait à de
nouvelles éruptions. Jamais dans la variole,
on ne voit tant de nouvelles éruptions complètes aussi rapprochées et aussi brusques.

§. II.

Varicelle avec boutons suppurans , envi-
ronnés d'une aréole , et se desséchant
en partie comme dans la petite vérole
verruqueuse.

Louis , âgé de 15 ans , d'un tempérament
sanguin , d'une constitution robuste , avait
été vacciné. Il fut saisi , vers le soir , de
frissons coupés par des bouffées de chaleur ,
de céphalalgie sus-orbitaire , de lassitudes et
de brisement des membres.

Le 2.e jour , mêmes symptômes , avec
éruption aux mains de boutons d'abord
rouges , et qui deviennent blancs , dans quelques heures. Leur centre , uniformément
soulevé, se termine en pointe. Ils sont peu élevés au-dessus de la peau , et environnés d'un
cercle rose assez large ; ils disparaissent par
la pression, qui n'est point douloureuse.

Le 2.e de l'éruption , nouveaux boutons
à la figure, en tout semblables à ceux déjà
décrits ; soulagement.

3.e Céphalalgie sus-orbitaire , yeux sensibles à la lumière, langue jaune avec des
points rouges sur les bords , bouche pâteuse,
douleur épigastrique augmentant par la pression ; les boutons des mains sont secs , et

offrent à leur partie moyenne une croûte plate, grise, peu adhérente; ils sont environnés d'une aréole rouge plus étendue que les jours précédens; ceux de la figure sont petits, blancs; quelques - uns ont un point grisâtre au centre qui n'est point déprimé, et avec un cercle rose large, qui se fond avec le reste de la couleur de la peau; de nouveaux boutons se sont manifestés encore aux bras, ils sont rouges, petits; la couleur disparaît par la pression, et ils sont environnés d'une large aréole, (tartre stibié); vomissemens de matières jaunes; selle en diarrhée; ventre dur et douloureux; sueur, état naturel du pouls et de la chaleur.

4.ᵉ Point de sommeil, sueur légère, céphalalgie, langue comme dans le meilleur état de santé; les boutons de la face sont plus larges, plus soulevés, plus blancs; aréole, rouge plus étendue; ceux des bras sont blancs, argentés à leur centre; il n'existe point de boutons à la poitrine et aux extrémités inférieures.

5.ᵉ Les boutons de la face se sont flétris, séchés, et forment une croûte grise, plate, un peu élevée au-dessus de la peau; quelques - uns de ceux des bras se sont séchés et ont formé une croûte rousse, soulevée,

arrondie, et présentant la forme des boutons
de la petite vérole verruqueuse.

6.e Sueur générale et abondante pendant
la nuit; disparition de tous les symptômes;
le malade se trouve dans le meilleur état;
chute des croûtes de la face, et à leur place,
on trouve une légère tache rouge au niveau
de la peau.

7.e Convalescence.

La fièvre d'invasion commença par un
frisson, il paraît qu'il y eut, dans la suite,
une émotion fébrile, surtout le 4.e jour;
mais elle tenait à une nouvelle éruption de
boutons, les pustules se sont desséchés le 5.e
jour de leur apparition; elles ont suppuré en
partie, mais elles n'ont jamais eu la forme
variolique; elles se sont enfin desséchées, et
ont présenté l'apparence de la variole verruqueuse. L'on sait que la varicelle peut offrir
la même irrégularité.

§. I I I.

Varicelle avec sorte de fièvre de suppuration.

Blanque (quartier du Courreau) petite
fille de 6 ans, très-robuste, commença à
être malade le dimanche. Elle eut une fièvre
intense avec assoupissement profond, et qui

l'obligea à demeurer au lit, malgré l'impa-
tience naturelle à cet âge.

Mardi soir, 3.ᵉ jour de la maladie, éruption, cessation de la fièvre.

Vendredi, éruption discrète sur tout le
corps, assez abondante à la face.

6.ᵉ Jour de la maladie et 3.ᵉ de l'éruption,
fièvre pendant la nuit, marquée par une
chaleur vive, l'inquiétude et l'insomnie,
soif intense ; les boutons sont gonflés et
blanchâtres.

Lundi, 9.ᵉ de la maladie, 6.ᵉ de l'éruption, dessiccation complète de tous les boutons, excepté de ceux des mains, qui sont
verruqueux. Il n'y a point eu de suppuration,
à proprement parler.

Cette éruption appartient-elle aux varicelles ou aux varioles de courte espèce ? La
fièvre de suppuration caractériserait une
variole légitime ; mais cette fièvre n'est-elle
pas venue plutôt que d'ordinaire ; d'ailleurs
elle n'a pu être constatée, au fond, que par
la mère. Enfin, la durée totale des boutons,
qui ne va pas au-delà du 6.ᵉ jour, ne signale-
t-elle pas une varicelle, et n'autorise-t-elle
pas notre diagnostic ?

§. I V.

Varicelle avec fièvre vive de quatre jours ;
suppuration des boutons et durée de
ceux - ci jusqu'au 7.ᵉ jour.

L'enfant Bouet (quartier du Courreau),
quatre jours après sa naissance, avait présenté un bouton sur la joue. M. le docteur
Méjan, l'ayant examiné avec l'attention qui
lui est propre, avait assuré que ce bouton
était accompagné de plusieurs pustules de ce
genre, il ne balancerait pas à le déclarer
de nature variolique. Ce bouton a laissé une
cicatrice légère, qui ne paraît que par un
temps froid. Devons-nous dire que le grand-
père de cét enfant avait eu la petite vérole
par un seul bouton, à ce qu'affirmait sa
femme ? Et peut-on s'en tenir à une pareille
assertion (1)? Au mois d'août 1817, l'enfant,
alors âgé de 6 ans, eut, pendant quatre
jours, une fièvre très-vive, avec beaucoup
d'assoupissement, et tous les signes précurseurs de l'éruption variolique ; le 5.ᵉ jour,
première éruption sur les bras et les jambes,

---

(1) Ne connaissant pas de faits analogues, nous
rejetons cette assertion, que nous avons cru cependant
devoir noter.

de boutons toujours renaissans, pendant les jours suivans : tandis qu'il en paraît encore cinq de nouveaux le 5.ᵉ de l'éruption, les premiers sont déjà arrondis, jaunes, suppurans ; ceux des mains ont une aréole très-marquée.

6.ᵉ Jour de l'éruption, dessiccation de quelques - uns des boutons de la face ; les autres sont tombés, sans dépression ni godet, ils sont de couleur blanc-mat, ou de nacre ; il y a beaucoup de pustules sur le cuir chevelu et à la plante des pieds.

7.ᵉ Boutons de la face complètement desséchés, ainsi que quelques-uns des mains.

8.ᵉ Dessiccation complète.

L'éruption que nous venons de décrire est-elle une variole très-bénigne et de courte espèce ? L'on pourrait le croire, d'après la durée et la vivacité de la fièvre d'invasion, l'état de la suppuration et l'aréole inflammatoire des boutons ; et enfin, d'après la durée de ceux-ci, qui, prise en bloc, a été de neuf jours. Cependant les circonstances suivantes nous portent à la ranger parmi les varicelles ; l'éruption a été plus successive qu'elle n'est d'ordinaire dans la variole. Les uns étaient suppurans, tandis que les autres naissaient à peine le 5.ᵉ jour de la première éruption ; déjà les boutons de la face étaient desséchés; les pustules n'ont présenté, dans aucun temps, ni la dépression, ni le godet varioliqnes. A prendre les boutons partiellement et selon l'époque de leur naissance, ils ont duré à peine sept jours. Enfin, il est possible que l'enfant ait eu la variole dans les premiers jours de sa vie ; nous fûmes d'abord en suspens sur la détermination du caractère de cette éruption, et nous étions portés à la juger de nature varicelleuse : un praticien très - exercé, auquel les parens firent voir l'enfant, assure, au contraire, que c'était une petite vérole réelle, mais avortive ; ce qui était peut - être revenir à notre opinion par un autre chemin. Observons, à cette occasion, que la différence des noms a souvent caché l'identité des idées par rapport à la variole et à la varicelle; ce qui prouverait, tout au moins, l'affinité qui lie ces deux éruptions, et que les médecins disputent souvent sans s'entendre.

§. V.

Varicelle avec fièvre très-intense qui dura trois jours, et confluence des boutons de la face (1).

« Un officier, nommé Saint-Aldegonde, fut attaqué, à Nancy, en 1787, d'une fièvre violente, pendant trois jours consécutifs, accompagnée de douleurs, de lassitudes, de rougeur aux paupières, de larmoiement et de tous les symptômes propres à la petite vérole, mais particulièrement d'une douleur vive à l'épigastre, avec un vomissement continuel ; il ne pouvait rien garder dans son estomac, excepté quelques gorgées d'eau fraîche. »

« Nous le suivîmes très-attentivement, comme il avait eu la rougeole, et qu'il n'y avait que trois à quatre mois qu'il avait essuyé la petite vérole naturelle. Dezoteux prononça, d'après des exemples semblables, que ce ne serait qu'une petite vérole bâtarde, s'il arrivait une éruption comme il le présumait. »

« Le 4.e jour, la sortie d'une grande quantité

_____

(1) *Traité historique et pratique de l'inoculation,* par Dezoteux et Valentin, pag. 293.

de petites pustules au tronc, en même temps qu'à la face, justifia son pronostic. Elles étaient rouges, élevées, confluentes à la face, et couvrirent bientôt toute la périphérie du corps et des extrémités ; alors la fièvre et le vomissement, qui l'avaient considérablement abattu, se calmèrent et cessèrent complètement. »

« Le 5.ᵉ au matin, les pustules s'étaient remplies d'une sérosité claire ; jusque-là, on aurait pu encore s'en laisser imposer pour une vraie petite vérole, excepté qu'elles étaient plus élevées en pointe, et trop avancées pour le temps ; mais ce même jour au soir, elles devinrent ternes et pâles ; le malade avait recouvré son sommeil, sa gaîté et son appétit. »

« Le 6.ᵉ, les pustules étaient presque toutes desséchées. »

« Le 7.ᵉ, elles tombèrent en pellicules ou écailles minces, blanchâtres, qui laissèrent des taches rouges, surtout au visage, pendant quelques jours. »

La fièvre d'invasion était marquée de tous les caractères varioliques, avec des nausées et des vomissemens, qu'on a dit être exclusifs à la fièvre d'invasion de la petite vérole, les pustules étaient confluentes à la face. On a donc prétendu à tort que les boutons varicelleux n'étaient jamais confluens. Jusque-là l'exanthème paraissait varioleux, mais bientôt il reprit son véritable caractère, et il ne fut plus permis de le méconnaître. C'est sur l'ensemble des symptômes, propres à une maladie, que repose un diagnostic assuré. Il en faut toujours un certain nombre pour signaler une affection quelconque. Jamais les maladies pseudoformes ne les réunissent tous, quoiqu'il puisse arriver qu'elles soient accompagnées de ceux qui passent pour les plus caractéristiques.

§. VI.

Varicelle avec fièvre d'invasion très-intense, confluence des boutons et suppuration (1).

Un jeune garçon, qui avait été vacciné trois ou quatre années auparavant, fut pris de fièvre, accompagnée de la sécheresse de la langue, de la chaleur de la peau, de la rougeur de la face, de mal de gorge. Tous ces symptômes diminuèrent, et la *face fut recouverte de petits boutons; il y en avait aussi beaucoup sur le corps,*

---

(1) *Journ. angl. de méd. et des scienc. nat.*, par Samuel Fothergill, avril 1815, tom. XXXIII, p. 194.

particulièrement sur les bras , mais ils n'étaient pas si rapprochés qu'à la figure. Les pustules s'élargirent , *se remplirent de pus* , changèrent de couleur , et finirent par se dessécher le 6.e jour. Elles ne laissèrent pas de dépression à la place qu'elles occupaient , et la peau était généralement élevée. Les pustules des extrémités *furent plus grosses , elles avaient le volume d'un pois , et elles étaient fermes sous le doigt.* Plusieurs enfans de la pension où était le sujet de cette observation , furent, en même temps que lui , soumis à l'influence de la varicelle. M. Rower a recueilli du pus des pustules , dont il compte inoculer un autre enfant, pour décider définitivement si cette éruption était une variole ou une varicelle.

La courte durée des boutons , surtout très-remarquable dans une variole confluente , l'absence de la fièvre de suppuration dans une petite vérole de ce genre , nous font croire que cette éruption n'a été qu'une varicelle. Plusieurs faits analogues montreront que la confluence des boutons n'est pas un caractère toujours incontestable de la variole, et que la varicelle peut présenter cette circonstance.

§. V I I.

Varicelle avec fièvre jusques au 12.ᵉ jour, et boutons confluens qui suppurèrent et durèrent onze jours (1).

« Je fus appelé, le 25 brumaire, pour donner des soins à un enfant de 6 ans, atteint de fièvre, dont l'invasion eut lieu vers les cinq heures du soir par de légers frissons, de la pesanteur à la tête, et des lassitudes dans les membres. Au bout de vingt-quatre heures, il se fit une éruption boutonneuse, qui parut d'abord sur la poitrine, puis sur le visage, les boutons y étaient assez nombreux. »

« Le 2.ᵉ jour, du 2 au 3, tout le reste du corps fut plus abondamment couvert; mais cette éruption s'offrit plutôt sous l'apparence de vésicules, que sous la forme de petits points rouges; ce qui me parut, dès le premier instant, indiquer une petite vérole volante. Cette indication était d'ailleurs appuyée sur ce que l'enfant avait été, le mois de prairial précédent, inoculé à Angers, ainsi que son jeune frère, par un habile

---

(1) Observation de M. Fréteau, consignée dans le *journal* de Corvisart, Boyer et Leroux.

médecin, le citoyen Chevreuil, et que l'inoculation avait produit, sur notre petit malade, une éruption de plus de 80 pustules;
sur le jeune frère, il en était résulté une
petite vérole confluente. »

« Cependant, en assignant à cette maladie
le nom de petite vérole volante, les considérations que j'offris sur le caractère qu'elle
allait montrer, ne se réalisèrent point. J'an-
nonçais une éruption médiocre, elle fut très-
abondante; une fièvre légère, elle continua
avec assez d'intensité jusqu'au douzième jour;
un desséchement des pustules vers le quatrième au cinquième, et la plus grande
partie était encore tellement remplie de pus,
sur les mains et sur les pieds, le onzième
jour, c'est-à-dire, le dix de l'éruption, qu'il
me fut possible d'en charger plusieurs lancettes. »

« Mon pronostic ne s'étant trouvé que
très-imparfaitement réalisé, et cette maladie
paraissait, sous certains aspects, avoir autant
et plus de rapport avec la vraie petite vérole,
qu'avec la variolette; les parens de l'enfant,
qui avaient été jusqu'alors les partisans et
les défenseurs de l'inoculation, ne me dis-
simulèrent point qu'ils n'y avaient plus de
confiance; qu'il leur paraissait hors de
doute, que leur enfant était atteint d'une

seconde petite vérole ; ils en concluaient l'inutilité de l'inoculation, et déjà cette opinion avait acquis faveur dans tout le voisinage. La bonne foi et l'esprit juste, l'intelligence des parens, me firent espérer que je parviendrais à les dissuader, en leur mettant sous les yeux les caractères et les nuances qui s'opposaient à ce qu'on donnât, à cette éruption, le nom de vraie petite vérole ; il me parut également intéressant de faire prononcer, d'une manière authentique, sur la nature véritable de cette maladie ; en conséquence, je fis appeler plusieurs médecins, parmi lesquels se sont trouvés MM. Desplantes, Blin, Fouré, Fabre, etc. Tous ont vu séparément le malade, et tous ont été d'avis que cette éruption appartenait exclusivement à la petite vérole volante. »

« En effet, en faisant un rapprochement exact de la vraie petite vérole avec l'éruption, dont il est ici question, on voit d'abord que, si elle appartenait à la petite vérole, elle ne pourrait se rapporter qu'à la discrète ; mais, dans cette dernière, l'invasion de la fièvre a lieu, le plus ordinairement, le matin, vers midi (1). Elle est fréquemment accom-

_____

(1) Ce caractère distinctif ne nous paraît rien moins que rigoureux.

pagnée de vomissemens et de quelques mouvemens convulsifs (1). L'éruption ne se fait, en général, que le troisième jour, sans forme de petits points rouges, à peine éminens, et qui s'élèvent par degrés pour former des boutons ; dès le troisième jour, la fièvre s'abat et cesse entièrement au cinquième (2). »

« Ici, au contraire, l'éruption a commencé à se manifester au bout de 24 heures de fièvre. Celle-ci a paru à cinq heures du soir, et n'a été accompagnée, ni de vomissemens, ni de mouvemens convulsifs. L'éruption a d'abord eu lieu sur la poitrine, et s'est, dès le premier instant, offerte plutôt sous forme de vésicule d'une certaine étendue, que sous l'apparence de boutons rouges. La fièvre, quoique moins violente après l'éruption, s'est néanmoins soutenue jusqu'au douzième jour. »

« Dans la vraie petite vérole, ce n'est que vers le sixième jour qu'il paraît, au centre

---

(1) Nous avons cité des observations de varicelles, dans lesquelles la fièvre d'invasion était accompagnée de mouvemens convulsifs. Toutes les varioles ne sont pas précédées de convulsions.

(2) Dans les petites véroles confluentes, la fièvre se prolonge après l'éruption, et c'est un de leurs caractères.

de chaque bouton, une petite vésicule de couleur de miel, qui s'étend et s'élève en pustule sphérique vers le huitième jour. Mais ici, dès le troisième jour révolu, les pustules de la poitrine et du visage ont offert des vésicules remplies d'une matière jaunâtre. A cette époque, celles du reste du corps contenaient une *matière lymphatique transparente.* »

« La base de la plupart de ces pustules s'est, à la vérité, étendue, et a présenté ce bord circulaire enflammé, qui accompagne constamment le vrai bouton variolique, et presque jamais celui de la petite vérole volante. Il faut également convenir que si la fièvre d'éruption n'a point cessé le cinquième jour, et si la fièvre de suppuration n'a été ni marquée, ni distincte, comme cela a lieu, le plus ordinairement, dans la vraie petite vérole, il n'en est pas moins certain que la matière contenue dans la majorité des pustules a acquis de la maturité, qu'elle y est devenue plus opaque, d'abord blanche, ensuite de couleur jaunâtre. »

« Enfin, si le onzième jour il y a été possible de recueillir de la matière purulente sur les mains et sur les pieds, il est constant qu'à la poitrine et au visage, les pustules étaient en pleine dessiccation dès le septième jour; que toutes y sont parvenues sans laisser apercevoir, à leur centre, ce point noir, par lequel on les voit communément s'ouvrir pour laisser échapper une portion de la matière qui y est contenue; que le pus s'est formé dans les boutons du visage, sans déterminer un gonflement sensible de cette partie, et qu'il en a été de même des bras et des jambes, quoique complètement couverts. Je dois ajouter que chaque pustule, en se desséchant, s'est étendue de manière à présenter ensuite une croûte beaucoup plus large et très-aplatie, au lieu de diminuer de diamètre, de se resserrer, en quelque sorte, et de former une croûte légèrement arrondie; cela me paraît avoir lieu dans la vraie petite vérole discrète. »

« L'exposé fidèle des circonstances qui ont accompagné l'éruption que je viens de décrire, démontre qu'elle ne peut être considérée comme une vraie petite vérole, puisqu'elle en diffère: 1.º par le caractère de la fièvre éruptive; 2.º par l'époque de l'éruption; 3.º par l'absence d'une fièvre de suppuration distincte et manifeste; 4.º par l'appareil de dessiccation des pustules; de plus, je rappelle que l'enfant avait eu la petite vérole par voie d'inoculation, et qu'il ne paraît pas prouvé que la même personne puisse, dans le cours de sa vie, être atteinte une seconde fois de cette maladie, qu'elle ait été reçue naturellement ou communiquée. Quoi qu'il en soit, si une éruption a jamais eu des rapports frappans avec la vraie petite vérole, c'est, à coup sûr, celle que je viens de décrire. Il fallut la suivre de près, et en observer scrupuleusement toutes les nuances, pour ne pas s'y méprendre; car si, d'un côté, on est en droit de lui refuser le nom de petite vérole, d'un autre, on ne peut se dissimuler qu'elle a offert des phénomènes étrangers à la vérolette, tels que la multiplicité des pustules, le cercle rouge et enflammé de leur base, la formation lente et graduée du pus qu'on pouvait encore recueillir le onzième jour de la maladie. »

« Pour confirmer le défaut d'identité de cette éruption avec la vraie petite vérole, il restait à en inoculer la matière. J'ai, en conséquence, le 1.er nivose, en présence du citoyen Valteau, chirurgien, piqué deux enfans d'environ six ans, et le lieu de l'insertion n'a présenté ni boutons, ni inflammation, ni trace de rougeur. Cette expérience paraîtra décisive, et devra lever toutes les difficultés et tous les scrupules qui pourraient rester. Ce qui, surtout, est bien propre à

donner de la force à mon opinion ; c'est
l'apparition d'une petite vérole volante sur
le jeune frère. Ici point de doute ; la maladie a présenté un caractère de simplicité
tel que les pustules étaient croûteuses dès le
quatrième jour de leur sortie ; l'invasion de
cette vérolette a eu lieu le 24 frimaire,
c'est-à-dire, un mois après la précédente. »

« Si la maladie dont je viens de tracer le
tableau ne peut être considérée comme une
vraie petite vérole , on peut en conclure que
toutes les fois qu'on a supposé que celle-ci
avait pu survenir deux fois à la même personne , on a pris une petite vérole volante
pour une vraie petite vérole ; que rien ne
prouve la possibilité d'une seconde infection
variolique, et qu'il faut s'efforcer de détruire
une prévention qui , jusqu'ici , a évidemment
nui aux progrès de l'inoculation , surtout en
France, où moins que par tout ailleurs , on
en a su apprécier les avantages. »

L'auteur de cette excellente observation
paraît trop se hâter de généraliser un fait particulier. Nous l'avons déjà dit , nous croyons
que plusieurs prétendues récidives de variole
ne sont que des varicelles dans l'une ou l'autre
des deux maladies ; mais il serait contraire aux
faits et dangereux même pour les intérêts de la
vaccine , de nier toute observation de véritable

récidive. Nous n'avons rien à ajouter à la
discussion si lumineuse, dont M. Fréteau
a fait suivre cette histoire ; il nous paraît
avoir démontré que cette éruption n'était
point une variole légitime, mais bien une
varicelle : la circonstance de la nullité des
effets de l'inoculation ne laisse aucun doute
à cet égard. Nous remarquerons seulement
que M. Fréteau, ayant publié cette observation comme accompagnée de phénomènes
insolites, et comme tendant à prouver qu'il
n'était pas toujours très-aisé de distinguer la
varicelle de la variole, on se récria beaucoup,
dans le temps, sur cette dénomination de
varicelle extraordinaire ; on prétendit qu'on
aurait autant d'exemples d'exceptions que
d'histoires particulières de cet exanthême.
Nous blâmerons peut-être aussi l'exagération
du titre que M. Fréteau donna à son observation ; nous serons loin cependant de la ranger
parmi les faits ordinaires. Les défenseurs de la
vaccine commettent la même faute que ceux
de l'inoculation ; ils font taire l'expérience
sur les faits qui tendent, selon eux, à
entraver leurs efforts pour la propagation de
la plus utile des découvertes ; ils ne voient
pas que ces faits sont, au contraire, très-
précieux pour fournir des réponses aux objections, qu'on ne saurait réfuter sans eux.

§. VIII.

Varicelle avec fièvre d'invasion intense, avec retour de la fièvre le 4.ᵉ jour de la maladie, et suppuration qui s'étend jusques au 13.ᵉ de l'éruption (1).

« M. d'Héricourt, le 24 novembre, éprouva une nuit fort laborieuse, avec chaleur et agitation ; le deuxième jour de la maladie, tête lourde et embarrassée ; au lever, beaucoup de malaise ; de la courbature, de la douleur à l'estomac, et particulièrement dans les cuisses et au-dessus des genoux ; pédiluve suivi de défaillance. »

« Le soir, malaise, pesanteur de tête, accablement, courbature ; le 26, mêmes souffrances ; la nuit suivante plus mauvaise, point de sommeil ; une chaleur brûlante avec des frissons passagers ; la douleur de tête, des reins, et des cuisses plus forte ; il y eut grande agitation. Le 27, 7.ᵉ jour de la

---

(1) *Histoire de l'éruption du président d'Héricourt*, par Darcet. *Journ. de médecine*, 1798, tom. XLIX, pag. 303.

L'histoire de variole douteuse, que nous avons citée à la page 49, peut être rapprochée des varicelles dont il est ici question ; il peut en être de même de celles qu'on lira dans notre dernier chapitre.

maladie (1.er jour de l'éruption), on s'aperçut de quelques taches ou petits boutons, qui se montraient au visage et sous le col; bientôt après se sentant plus souffrant, plus accablé, et ne pouvant plus se tenir debout, le malade prit le parti de se coucher. »

« Le 28 matin, 4.e jour de la maladie, 2.e de l'éruption, le malade était très-souffrant ; son mal de tête, la douleur d'estomac, des reins et des cuisses, etc., continuaient toujours ; l'éruption était plus marquée. Le soir du même jour, on lui trouva de la fièvre ; le malade se plaignit de mal de gorge ; pédiluve, même faiblesse ; l'éruption, qui était accompagnée d'une très-grande moîteur, se faisait bien ; elle devint même si considérable au visage, qu'il aurait été couvert, dit-on, si la plus grande partie n'eût avorté ; cependant la nuit ne fut guère meilleure. »

« Le 29, 5.e de la maladie, 3.e de l'éruption, le chirurgien trouva que l'éruption faisait des progrès, et qu'elle était fort avancée. Il déclara, le soir, à M. d'Héricourt, qu'il avait la petite vérole, et lui avoua qu'il n'avait pas osé le lui dire plutôt, dans la crainte de se tromper, et de l'inquiéter sur une récidive après l'inoculation. Ce jour-là, plus de calme, et la nuit suivante fut bien meilleure que n'avait été les cinq autres qui avaient précédé. »

« L'éruption paraissait être faite en entier
le 3o, *néanmoins la fièvre reprit* avec force
ce jour-là ; le malade fut assez mal pendant
la journée ; il sortit même quelques gouttes
de sang par le nez ; et le soir surtout, ainsi
que la nuit, il fut plus agité et plus tour-
menté que jamais de mal de tête, de fièvre,
de chaleur, et surtout d'une moiteur excessive très-incommode. Cependant tout ce
trouble cessa vers les deux heures après-
minuit, et le malade s'endormit un peu sur
le matin. »

« Le 1.er décembre, 7.e de la maladie, 5.e
de l'éruption, vers les trois heures après-
midi, je trouvais alors M. d'Héricourt beaucoup mieux, à cela près, d'un peu de fièvre,
avec un reste d'étonnement à la tête. La
suppuration s'établissait au visage, où il n'y
avait que douze à quinze boutons, tout au
plus, et elle allait progressivement au corps,
où l'éruption était plus considérable, surtout au dos ; enfin, sur les bras, aux cuisses,
aux oreilles même, et sur la partie chevelue
de la tête. »

« Les boutons s'élevaient et s'arrondissaient
bien ; la matière dont ils étaient remplis,
devenait déjà opaque et blanche, et ils
étaient ceints d'un cercle ou aréole rouge
parfaitement caractérisée. »

« La nuit fut assez bonne. Le 2.e de la maladie , 6.e de l'éruption, suppuration complète au visage , et assez avancée au corps ; *quelques boutons commençaient déjà à se sécher à leur sommet, et c'étaient les plus petits.* Je fis donner des alimens au malade, qui en sentait le besoin , et qui avait tenu , jusqu'à ce moment, la diète la plus sévère. »

« Le 3 décembre matin , 9.e de la maladie, 7.e de l'éruption , je trouvai la *dessiccation assez avancée,* et le malade resta levé l'après-midi. »

« Le 4, 10.e jour de la maladie, 8.e de l'éruption , il n'y avait plus que quatre boutons au visage qui ne fussent pas secs. Les forces revenaient avec l'appétit, et le malade qui n'avait pas été à la garde-robe depuis trois jours , eut , le matin , une selle naturelle et fort abondante. »

« Cependant la dessiccation se faisait d'autant plus facilement, qu'il y avait peu de boutons , excepté , comme je l'ai déjà dit, au dos , où ils étaient , plus gros et plus nombreux ; il n'y en avait presque point depuis les genoux jusques aux pieds. »

« Le 5.e de la maladie , le 9.e de l'éruption, j'avais imbibé de nouveau mon fil de la matière de ses boutons , ce que j'avais déjà fait la veille ; la dessiccation était entière

au visage ; j'oubliais de dire qu'il n'y a point
eu de salivation ; enfin , le 6 , la dessiccation
me parut assez avancée sur le corps pour
faire passer un minoratif. »

« Le 9 , 15.e de la maladie , 13.e de l'éruption , M. d'Héricourt , qui allait de mieux
en mieux , écrivit à M.me d'Héricourt sa
mère , qu'il lui restait , sur le corps , quelques boutons qui n'étaient pas encore en
état de dessiccation parfaite. J'estime que le
nombre qu'il en a eu peut être de deux ou
trois cents tout au plus. Ces boutons ont
laissé des marques , qu'on reconnaît encore
même sur le visage , où l'on en voit , entre
autres , une qui ne s'effacera jamais , et que
l'on distingue de celles qui lui sont restées
de l'inoculation ; mais elles se sont conservées
bien plus long-temps sur le corps , où les
boutons étaient plus nombreux et plus gros. »

Telle est l'histoire détaillée de la maladie
du président d'Héricourt, observée par son
chirurgien Villain et par Darcet. Le président et le chirurgien attestent , par un
certificat annexé à l'observation , la fidélité
du récit fait par Darcet lui-même. M.
d'Héricourt avait été inoculé en 1756, par
Tronchin , Darcet avait suivi l'inoculation
jour par jour ; il se rappelait parfaitement
bien qu'elle avait présenté tous les signes de

l'infection varioleuse, d'une manière très-marquée, et que la maladie avait eu tous les caractères qui lui sont propres, et même les accidens, qui étaient alors plus fréquens et plus graves qu'ils ne le sont communément aujourd'hui, ajoute Darcet. Tout portait à croire que cette éruption était une vraie petite vérole ; cependant l'expérience suivante démontra le contraire. On inocula le virus, fourni par ces pustules, sur deux enfans qui n'avaient jamais eu la petite vérole ; l'insertion fut opérée par Brasdor, en présence de Louis, Tronchin, Caille, Leroy, Bertholet et Galatin ; elle fut faite avec toutes les précautions convenables ; elle n'eût aucune suite. On soumit les mêmes enfans à l'insertion du virus d'une variole, incontestablement légitime, et l'on eut tous les symptômes de l'inoculation variolique la plus franche et la plus légitime.

Nous ne connaissons pas de varicelle qui se soit plus approchée de la variole légitime que celle-là. Cependant voici les caractères auxquels on peut reconnaître encore sa véritable nature. D'abord une grande partie des boutons de la face avortent dès leur début ; il est vrai que le même phénomène a lieu quelquefois dans les varioles légitimes. Le 5.e de l'éruption, la suppuration est déjà établie au visage ; la fièvre reprend, mais ce n'est pas du tout la fièvre de suppuration , c'est plutôt une reprise de la première fièvre. Il est étonnant que la fièvre de suppuration n'ait point eu lieu avec autant de boutons; il n'en eut pas été de même dans une variole vraie aussi abondante ; nous avons vu même absence de la fièvre dans l'observation de M. Fréteau.

On ne dit pas que les boutons présentassent le godet et la dépression des boutons varioleux ; la suppuration parait assez prolongée, cependant elle a moins duré qu'on ne le croit ; les boutons du visage commençaient à se sécher le 6.e jour de la première éruption ; le 7.e , la dessiccation était assez avancée ; le 8.e , il n'y avait que quelques boutons au visage qui ne fussent pas secs ; le 10.e , la dessiccation était terminée. La marche serait encore plus rapide, si l'on comptait du moment où l'éruption a été complètement achevée , alors la suppuration aurait commencé le 2.e jour ; le 3.e , dessiccation des boutons de la face ; le 4.e , le 5.e , il n'y aurait eu que quelques boutons au visage qui ne fussent pas secs ; la dessiccation générale aurait eu lieu le 7.e Quoi qu'il en soit, nous convenons, au fond, que cette varicelle simulait si bien une variole, qu'il était

permis de s'y méprendre , et qu'il n'y a
que la circonstance de n'avoir pu être
inoculée qui signale une varicelle.

Ce sont des éruptions analogues à celles
que nous venons de décrire qui ont pu
donner naissance à des préventions funestes
contre l'inoculation et la vaccine. Les adversaires de l'une et de l'autre de ces découvertes ont trop souvent méconnu l'existence des différentes espèces de varicelle ;
tandis que leurs défenseurs ont favorisé ces
préjugés par la manière , peut-être *un peu
leste* , dont la plupart d'entr'eux ont parlé
de celles-ci : afin de répandre davantage la
pratique de l'inoculation ou de la vaccine , ils
ont établi que rien n'était plus facile à reconnaître que la variole fausse ; ils ont porté les
prétentions , en ce genre , jusqu'à vouloir
mettre à même les gens du peuple de la
distinguer de la vraie , à l'aide d'un tableau
comparatif des symptômes de l'une et de
l'autre éruption. Mais voici comment ils s'y
sont pris le plus souvent ; ils ont considéré ,
d'une part, la variole légitime la plus régulière possible , revêtue de tous ses caractères ,
parcourant toutes ses périodes , marquée
même par ses trois fièvres d'éruption , de
suppuration et de dessiccation ; et de l'autre ,
ils ont choisi la varicelle la plus incomplète ;

et il ne leur a pas été mal aisé de signaler
les différences qui les séparent ; il semble
qu'ils aient craint d'aborder la véritable difficulté. Le peuple même ne s'y trompe pas,
quand il s'agit de décider sur la varicelle
de la première espèce. Il fallait comparer
les exemples de la variole la plus irrégulière avec ceux de la varicelle la plus parfaite ; rapprocher les varioles de courte espèce et sans suppuration , des varicelles
prolongées et suppurantes.

Nous allons suivre le tableau comparatif
des deux maladies, tel que le présente M.
Valentin , et montrer son insuffisance et
son danger, quand on le prend surtout dans
la sévérité affirmative avec laquelle il est
présenté.

Nous ne nous proposons pas de détruire
les caractères distinctifs , donnés par ce sage
médecin , bien loin de là ; nous voulons
seulement restreindre leur valeur , surtout
pour certains cas plus ou moins rares, ou
plutôt leur *mériter* une valeur plus réelle ,
en la renfermant dans ses véritables limites.
Nous prouverons surtout que c'est seulement sur l'absence ou sur la présence d'un
plus ou moins grand nombre de ces caractères qu'il faut prononcer un jugement assuré
dans les cas douteux, et non point sur un

seul d'entr'eux, comme on ne le fait que trop souvent ; telle varicelle peut ressembler complètement à la variole par l'intensité de la fièvre d'éruption, par la forme des boutons, ou même par la fièvre de suppuration, jamais par la réunion de tous ces phénomènes à la fois ; leur association en un certain nombre signale seule la variole légitime. Une discussion approfondie de chacun des caractères distinctifs de ces deux éruptions est l'unique moyen de faciliter et d'assurer leur diagnostic respectif. Elle est préférable à une histoire générale de la varicelle, dans laquelle trop souvent on accumule à la fois les phénomènes que la nature ne présente que dans des cas différens. Nous essaierons, en outre, d'ajouter de nouveaux caractères à ceux déjà donnés.

I. La variole est précédée d'une fièvre intense avec lassitude, malaise, frissons, assoupissement, etc. — Rien de semblable dans la varicelle ; la fièvre commence ordinairement sans frisson, ou avec un frisson très-léger, à peine sensible, et qui est suivi d'une chaleur peu considérable. Dans la variole, la fièvre dure 3, 4 jours ; — dans la varicelle, elle n'a lieu que 12, 24 heures ; elle se prolonge tout au plus jusques au 3.ᵉ jour.

Ce caractère distinctif, exact pour un très-

grand nombre de cas ; ne l'est pas pour tous,
bien s'en faut ; de l'avis de tous les praticiens,
il y a des varioles légitimes, dont la fièvre
d'éruption est très-faible et quelquefois même
si peu marquée, qu'elle échappe tellement
au sentiment du malade qui l'éprouve , à
l'attention de ceux qui l'approchent et du
médecin qui l'observe , qu'on peut assurer,
à proprement parler, qu'il n'y en a réellement
pas eu : cela arrive surtout quand il doit
y avoir très-peu de boutons. « Combien de
milliers de petites véroles bénignes, disait
Fouquet (l. c.), dont l'éruption se fait
le 3.e jour, et même le 2.e ; on a pu s'en
convaincre dans la dernière épidémie. On a
vu plusieurs enfans, qu'on avait laissé la
veille, jouissant de la meilleure santé, du
meilleur appétit et de la plus grande gaîté,
compagnes ordinaires de cet âge heureux,
surpris, dans la nuit, des symptômes qui
précèdent le plus immédiatement l'éruption
de la petite vérole, et ayant, le matin, même
des boutons sur le visage. Le moment de
l'éruption avait donc été, chez ces enfans, le
moment de l'invasion , et pourtant plusieurs
en ont réchappé après une maladie douce. »
Il y a, d'un autre côté, des varicelles
précédées d'une fièvre très - considérable.
Nous avons rapporté plusieurs histoires par-

particulières de varicelles, dans lesquelles il y a eu fièvre vive, marquée par des frissons proprement dits, des nausées, des vomissemens ; cette fièvre a duré 3, 4 jours. Dans l'observation de varicelle, empruntée de l'ouvrage de M. Gilibert, les boutons n'ont commencé que le quatrième jour de la fièvre, à proprement parler. Dans l'histoire du président d'Héricourt, on ne voit encore les premiers boutons que le quatrième jour ; il en fut de même dans la varicelle de l'officier Saint-Aldegonde.

II. Dans la variole, l'éruption commence sur la face et s'établit successivement sur les autres parties ; — dans la varicelle, éruption brusque et générale de boutons, qui commencent indifféremment par telle ou telle partie, et notamment par les membres ou sur la poitrine.

A la vérité, dans la variole, les premiers boutons paraissent ordinairement sur la face, et se développent successivement sur tout le corps, de haut en bas ; mais il n'en est pas toujours ainsi, nous avons vu des éruptions de variole débuter sur les extrémités supérieures, d'autres sur la poitrine ; d'un autre côté, il est des varicelles dont les premiers boutons ont paru sur le visage, et notamment celle du président d'Héricourt.

III. Les boutons varioleux sont coniques, déprimés sur leur hauteur et enfoncés dans leur centre. — Les boutons de la varicelle sont plutôt sphériques que lenticulaires, plus larges à leur corps qu'à leur base et ils n'ont ni dépression ni godet (Valentin, Pinel).

Cette différence, assez exacte en général, ne le serait pas toujours. « J'ai *souvent* rencontré, dit Bergius, des petites véroles séreuses (varicelles), qui étaient si semblables à la variole légitime, que j'ai été plusieurs jours incertain à quelle espèce je les rapporterai ; les boutons *parurent si absolument semblables à ceux de la légitime, que l'on pouvait bien s'y méprendre*, mais leur cours hâtif a levé toute difficulté. » D'une part, nous avons vu, dans des varioles légitimes, des boutons irréguliers qui avaient tous les caractères que l'on donne à ceux de la varicelle ; et de l'autre, nous en avons remarqué, dans certaines petites véroles fausses, qui étaient complètement identiques avec ceux de la variole la mieux dessinée. Notre observation est confirmée par l'autorité de plusieurs grands médecins. Voici ce que l'on lit dans l'excellent ouvrage des *maladies épidémiques* de Sims (pag. 81). « Pendant l'automne et l'hiver de 1769, il régna une maladie que nous appelons, dans le pays, *chicken-pox* ou

tandis que les autres ne l'ont point encore.
Avant d'avoir fait cette remarque, nous nous
y sommes mépris plus d'une fois.

IV. Les boutons de la varicelle sont plus
gros que ceux de la variole (Odier).

Dans la variole très-discrète, les boutons
sont souvent très-gros ; tandis que dans l'espèce de varicelle, que les Anglais nomment
chicken-pox (pustules de poulet) les boutons
sont petits. Dans notre épidémie, nous avons
pu confirmer aisément l'existence de ces
deux variétés dans la grosseur des boutons
de la varicelle ; aussi ce caractère ne nous
paraît-il pas mériter grande considération.

V. Le bouton variolique se forme et grossit
peu à peu ; il ne se remplit de sérosité que
vers le 4.e ou 5.e jour. — Le bouton de la
varicelle a une marche plus rapide ; dès le
second jour de l'éruption, il se manifeste,
au sommet des boutons, une petite vésicule
remplie d'une sérosité limpide.

Ce caractère distinctif nous paraît un des
plus sûrs ; l'on peut s'en convaincre en exa-
minant, sous ce rapport, les observations
que nous avons citées. On verra que, même
dans les cas de varicelle qui simulaient le
plus la variole, le bouton a présenté toujours
ce caractère.

VI. La variole est marquée par une fièvre
de suppuration. — La varicelle n'en a point.

Nous avons vu des varioles légitimes sans nulle fièvre de suppuration , et il n'est point de praticien qui n'ait répété la même observation, point d'auteur qui ne l'ait notée; il faut avouer cependant que, dans la variole, la fièvre de suppuration a presque toujours lieu, quand on y fait bien attention ; d'un autre côté, il n'y a peut-être pas d'histoire exacte de varicelle, dans laquelle cette fièvre ait eu lieu sans nulle contestation. C'est ainsi qu'il n'y en a pas eu même dans l'éruption du président d'Héricourt ; ce qui est d'autant plus remarquable, que la fièvre d'invasion avait été très - vive et s'était prolongée au-delà même de l'éruption des boutons ; elle alla cependant en diminuant sans reprendre, à proprement parler, vers l'époque de la suppuration. L'officier Saint - Aldegonde n'eut pas de fièvre de suppuration ; la fièvre vive qui avait signalé la première période se calma pour toujours vers la fin de celle - ci. Nous n'avons guères, sur ce point, que le rapport vague des médecins qui disent avoir observé la varicelle chez les nègres avec fièvre de suppuration. Dans le fait qui nous est propre, la fièvre n'a point été constatée par nous , nous ne l'avons admise que sur le rapport de la mère de l'enfant.

swine-pox, selon la différence des pustules ; on l'appelle encore *nerls* ou *blibes*, à cause de quelques autres différences légères (c'est la petite vérole volante). Les premiers symptômes et même, dans quelques cas, l'éruption commmençante la faisaient si bien ressembler à la petite vérole , qu'on ne pouvait les distinguer *qu'en connaissant la maladie ré-* *gnante de ce temps-là , et en ce qu'il n'y* *avait pas cette odeur particulière qui accom-* *pagne toujours la petite vérole ;* elle était , en général , plus douce , et n'eut jamais aucune suite funeste. Le malade avait souvent de légères nausées , la tête lourde , les yeux pesans et abattus. La fièvre variait ; elle était de l'espèce rémittente. Quand les symptômes de la fièvre étaient violens , l'éruption ne les dissipait pas tout de suite ; mais dès qu'une fois ils avaient disparu , il n'y avait pas à craindre qu'ils revinssent. L'éruption arrivait ordinairement dans la nuit du second jour ; et dès la nuit du troisième , ou le matin du quatrième , les boutons prenaient une forme qui les faisait distinguer aisément de ceux de la petite vérole; *ils séchaient communé-* *ment le six. J'ai vu pourtant des cas où* *les symptômes étant violens , les pustules* *grossirent beaucoup , se remplirent d'une* *humeur jaune et purulente, et restèrent dans* cet état jusqu'au sept ou au huit, tellement qu'on prit la maladie pour une véritable petite vérole, et qu'on garda de cette espèce de pus des boutons pour inoculer. Une pareille méprise peut avoir fait croire à plusieurs qu'ils avaient eu une seconde fois la petite vérole, quoique, *peut-être*, on ne prenne jamais deux fois ni l'une ni l'autre de ces maladies. Dans quelques cas, les purgatifs et le régime rafraîchissant empêchaient l'éruption de se faire pour un jour ou deux, et même davantage, quoique cela paraisse incroyable; *alors la fièvre était forte, la douleur de tête violente, les yeux enflammés, ils ne pouvaient supporter la lumière; les malades avaient une envie continuelle de vomir.* Tous ses symptômes se dissipaient par l'usage du petit-lait, fait par le moyen du vin, et par la sueur, accompagnée de l'éruption. »

Au reste, il faut prendre garde que les boutons varioleux ne présentent le godet et la dépression qu'à une certaine époque de leur développement: avant ce moment, l'on n'observe ni l'un ni l'autre; et comme les boutons des différentes régions, et même tous ceux qui couvrent les mêmes régions, ne marchent pas toujours de front, les uns peuvent avoir la dépression et le godet,

VII. La variole suppure. — La varicelle ne suppure pas.

Il est des varioles qui ne suppurent presque pas. Nous en avons eu un exemple frappant dans notre épidémie entière ; et nous avons rappelé un très-grand nombre de faits analogues, tirés des meilleurs observateurs. Nous croyons même avoir prouvé que cette anomalie n'était rien moins que très-rare. D'un autre côté, il est des varicelles qui présentent une suppuration imparfaite ; celle du président d'Héricourt eut même une suppuration franche. Dans l'observation de M. Gilibert, la sérosité limpide, que renfermaient les boutons, fut convertie en une humeur puriforme ; en outre, ceux-ci étaient environnés d'une aréole rouge, étendue, et leur base était tuméfiée. « Quoiqu'en général, dit Vieussens de Genève (anc. journ. de méd., tom. L, pag. 417), on puisse distinguer, au coup d'œil, la petite vérole volante de la vraie petite vérole, par la fluidité de la matière, par la promptitude de l'accroissement, et par la marque du cercle rouge autour du bouton ; cependant je me rappelle avoir vu deux fois des petites véroles volantes, dont les boutons durèrent 5 à 6 jours ; *ils renfermaient un pus blanc et opaque, et avaient le cercle inflammatoire, au point que si je ne les* regardai pas comme *vraies petites véroles*, ce ne fut que parce que j'étais sûr que l'un des enfans avait eu cette maladie, et parce que l'autre communiqua à son frère et à sa sœur une éruption qui ne fut que la petite vérole volante ordinaire; et d'ailleurs, dans les deux cas, les boutons furent plus nombreux sur le corps qu'au visage. »

« Depuis deux ans, dit M. Valentin, les éruptions pseudo - varioleuses ont été très-communes dans le département de la Meurthe, comme dans plusieurs autres, en même temps que l'épidémie varioleuse ; la fausse petite vérole a présenté quelquefois des anomalies ; j'en ai vu où l'éruption s'est faite en deux ou trois temps, et qui offraient un mélange de petites et grosses pustules, ces dernières se remplissant d'une matière *vraiment purulente.* » (*Journ. gén. de méd.*, tom. XIII, pag. *171*). Nous observerons, en passant, que M. Valentin, ayant vu, sur le même individu, des pustules grosses et petites, suppurantes et non suppurantes, dès-lors il est évident que la varicelle *chicken-pox* et celle *swine - pox* ne constituent pas deux espèces distinctes, comme on paraît le croire communément, mais deux simples variétés. Dans certains cas de varicelles que nous a présentées notre épidémie, nous avons trouvé tous les caractères de la suppuration.

VIII. La dessiccation de la petite vérole ne commence que le neuvième jour. — Elle a lieu, dans la varicelle, au plus tard, le cinquième après l'éruption (Odier).

Huxham établit bien que la varicelle ne s'étend pas au-delà du quatrième jour ; mais Gandoger donne, aux boutons de varicelle, jusques à six jours de durée. Dans l'observation du docteur Gilibert, la dessiccation des premières pustules ne s'est faite que le septième. Valentin *(journ. de méd., tom. XIII, pag. 177)* convient que quelquefois les boutons de la varicelle ne tombent que le 7.e jour ; il accorde, d'un autre côté, qu'il y a des varioles légitimes, dont les pustules peu nombreuses ne suppurent presque pas, se terminent par résolution et se dessèchent promptement. Sauvages désigne cette dernière espèce de variole, quand il établit qu'il y en a une, dans laquelle il ne se fait aucune suppuration ; mais où le septième jour, les pustules se terminent par résolution et sans danger, et quelquefois, sans aucune fièvre sensible ; les anglais, ajoute-t-il, la désignent sous le nom de *chicken-pox*. Or, observons que ce nom n'a été donné, par les auteurs de cette nation, qu'à la varicelle de la seconde espèce, celle qui simule le plus la variole légitime, surtout la variole de courte durée , et qui suppure mal : Sauvages a donc confondu ces deux éruptions ; ce qui lui a été d'autant plus facile, qu'on peut voir , par la description qu'il donne de la varicelle , qu'il n'en admet qu'une seule espèce, à proprement parler, ou plutôt qu'il ne dit rien de celle qui est prolongée. Burserius *(instit. med., tom. II, pag. 325 , §. CCVII)* paraît avoir commis la même erreur , quand il regarde comme une variété de la varicelle la petite vérole que Vogel désigne sous le nom de verruqueuse bénigne ou pointue *(acuminata) ;* les boutons en sont rouges , durs, semblables à des verrues , et disparaissent au bout de sept jours. Cet estimable auteur pense alors que la petite vérole verruqueuse légitime est toujours maligne. Il paraît qu'il faut admettre deux varioles verruqueuses , une qui est bénigne , et l'autre qui est maligne , et enfin, une varicelle qui présente le même caractère.

Ces considérations tendent à affaiblir, sans doute, la valeur de ce caractère, dans certains cas très-rares ; mais il ne mérite pas moins d'être admis comme un des meilleurs. Il faut bien prendre garde que pour apprécier la durée des boutons de la varicelle , il faut les calculer poussées par poussées , lorsqu'il

y a eu des éruptions successives. Odier remarque que quelquefois la varicelle peut
durer jusqu'à trois semaines, mais alors
même, chaque éruption, prise à part, ne
dure pas plus, en général, de 3 ou 4 jours.

IX. Les boutons de variole donnent de
véritables croûtes en se desséchant, et laissent
souvent des cicatrices. — Ceux de la varicelle
se vident, s'affaissent ou se crèvent, et
tombent en écailles ; on voit, à leur suite,
une trace peu profonde, qui s'efface rapidement.

Ce caractère distinctif, généralement
sûr, n'est pas cependant sans exception.
D'un côté, beaucoup de varioles ne laissent
aucune cicatrice ; c'est ce qui arrive surtout dans celles qui sont très-bénignes et qui
seules doivent être mises en parallèle avec
les varicelles. De l'autre, les varicelles de
la seconde espèce donnent des croûtes que
quelquefois nous avons vu être analogues
à celles de la variole légitime, persister
long-temps et produire même ; enfin, des
cicatrices durables. « En l'an VI, aux mois
de floréal et prairial, il y eut, à Paris, des
petites véroles volantes, qui furent suivies
d'empreintes et d'excavations, comme on en
voit après la variole, ce qui doit prémunir
contre ce raisonnement trop commun et

souvent funeste ; qu'on a eu la petite vérole toutes les fois qu'une éruption quelconque laisse des marques. Il n'est point de praticien qui ne sache que les éruptions , même les plus bénignes, comme la petite vérole volante, produisent quelquefois des excavations et des cicatrices » (*J. gén. de méd.* , *t. IV, p. 308*). Cependant nous ne croyons pas que jamais la varicelle ait laissé autant de marques qu'une petite vérole confluente ; mais nous l'avons déjà dit , ce n'est pas de celle-ci dont il doit être question dans le parallèle des deux éruptions.

X. La variole présente une marche régulière, continue, progressive dans ses diverses périodes d'éruption , de suppuration et de dessiccation. — La varicelle , au contraire, est irrégulière dans sa marche brusque et précipitée ; elle revient souvent sur ses pas, ce qui n'arrive jamais dans la variole : elle va par sauts et par bonds ; la fièvre d'éruption peut revenir vers la dessiccation des premiers boutons, et donner naissance à une nouvelle poussée ; de telle sorte que la fièvre d'éruption , les boutons naissans , suppurans ou desséchés, tout cela peut avoir lieu en même temps. C'est pour exprimer cette marche anomale que M. Seguy avait proposé de donner à la varicelle , la dénomination bizarre de *hydro-syntripériodique.*

Cette différence nous a paru une des plus
exactes ; nous avons vu , il est vrai , des varioles irrégulières , dans lesquelles les boutons
ne sortaient pas tous à la fois, bien s'en faut, et
étaient séparés par quelque intervalle ; mais
même , dans ce cas , il y avait un certain ordre
dans l'éruption ; elle se faisait , le plus souvent,
d'une manière successive , et ordinairement
de la tête aux pieds ; au contraire , dans la
varicelle, des boutons à peine naissans pous-
saient au milieu de ceux qui se desséchaient.
Cependant nous avons observé des varicelles ,
dans lesquelles l'éruption était plus régulière
dans sa dessiccation générale , mais rarement
n'étaient-elles pas anomales dans leur marche
entière ; d'un autre côté , il y a des varioles
dans lesquelles il paraît de nouvelles poussées
de boutons au milieu des anciennes. Rhasès
avait déjà noté cette particularité : *Aliquando
accidere et intervenire variolas parvas intùs
magnis variolis et nominari duplices (Rhas.
pag. 419. col. 13)*. Freind a parlé des éruptions qui se font dans des temps différens
et interrompus ; l'éruption semble finie par
la multitude des boutons qui ont paru , et
après quelques jours d'intervalle , de nouveaux grains succèdent aux premiers ; il
remarque qu'elles sont presque toutes mortelles : *Nova pustularum expullulatio magnam*

*humorum effervescentiam indicat (Freind ,
hist. de confl. var.)*. Dans l'épidémie de
Tarascon , décrite par Moublet, il survint ,
à plusieurs reprises, une nouvelle génération
de boutons qui pullulaient sans s'élever beaucoup ; ils naissaient , non pas à la tête, où
il n'y avait point d'espace pour les recevoir ,
mais principalement aux extrémités inférieures.

M. Valentin a vu l'éruption d'une petite
vérole inoculée se faire en trois temps. Il ne
parut d'abord que douze pustules après deux
jours d'invasion ; puis , trente-six heures
après, la fièvre se ralluma, continua pendant
deux jours , et fut suivie d'une éruption
abondante ; alors la fièvre se relâcha pour
redoubler encore deux jours après. Pendant ce
temps, les premières pustules ne firent aucun
progrès , ce n'est qu'à la troisième apparition
d'une nouvelle poussée qu'elles ont toutes
grossi à la fois ; la fièvre se prolongea pendant
quatre ou cinq jours. La lenteur de la
suppuration , même des premières poussées,
caractérise ici la variole légitime. On trouve
une histoire analogue, dans Morton, c'est la
dernière des histoires particulières de variole;
nous avons suivi, chez la fille Durand (quartier
du Courreau), une petite vérole qui s'est
montrée manifestement légitime , par une

fièvre d'invasion de quatre jours, par le gonflement de la face et des yeux, par l'existence de
la fièvre de suppuration, enfin, par la durée
totale de l'éruption, qui a été de douze jours;
dans ce cas, il y a eu succession bien sensible dans les boutons; lundi, éruption de
ceux de la face; jeudi, seulement de ceux
des extrémités; huit jours après, dessiccation
de ceux de la face; quatre jours après, celle
des boutons des extrémités a eu lieu.

XI. Le virus de la variole est susceptible de
développer la contagion par l'inoculation. ─
Le virus de la varicelle ne l'est pas. M. Valentin
a en vain essayé d'inoculer la varicelle,
il n'a jamais pu y réussir. Les médecins de
la commission de vaccine du Louvre, obtinrent le même résultat d'épreuves analogues. M. Fréteau se servit de ce moyen
pour démontrer qu'une éruption douteuse de
varicelle n'était pas réellement variolique.
Cette épreuve donne le caractère le plus
probant de tous; cependant il y a des cas,
dans lesquels on a inoculé la varicelle par
méprise. Plusieurs observateurs rapportent
des faits de ce genre. Il paraît seulement
qu'en général, l'inoculation de celle-ci ne
prend pas, quoiqu'il paraisse très-sûr d'après
tous les médecins qui ont suivi des épidémies de varicelles, que cette maladie est
coutagieuse spontanément.

XII. La variole est préservative d'elle-même. — La varicelle n'empêche pas d'avoir la variole inoculée ou spontanée, ainsi que de présenter les effets ordinaires de la vaccine; ce caractère n'aurait d'exception que dans les cas rares de récidive de variole.

XIII. La variole est une maladie dangereuse, souvent mortelle. — La varicelle est une maladie si légère et si douce, qu'à proprement parler, elle ne mérite pas ce nom.

Ce caractère n'est pas sans exception : la variole bénigne, et c'est la seule qu'on puisse confondre avec la varicelle, est généralement sans nul danger. Dans certains cas, très-rares à la vérité, la varicelle a été quelquefois grave et même funeste. M. Arnal, médecin de notre ville justement estimé, a soigné un enfant qui eut un bouton de varicelle gangréneux. On verra dans la suite une très-belle observation de varicelle gangréneuse.

On lit, dans le *Traité des maladies des enfans* d'Underwood, que la varicelle n'est pas *toujours* aussi bénigne que d'ordinaire; on l'a vue mortelle, dit-il, chez deux enfans, l'un de trois ans, l'autre de six et demi. D'ailleurs, si la petite vérole, quoiqu'assez innocente par elle-même, devient cause directe ou indirecte de tant d'accidens graves, on conçoit qu'il n'y a

point de raison pour que , dans certains
cas très-rares , si l'on veut , il ne puisse en
être de même de la varicelle. La fièvre
qui accompagne son invasion , et qui est
quelquefois assez vive , pourrait être la cause
occasionnelle d'une foule de désordres plus
ou moins alarmans , ou même funestes. Il
peut y avoir telle constitution régnante , tel
tempérament , telle complication qui impriment un caractère fâcheux à une maladie
si simple par elle-même ; et puis , le hasard
des évènemens ne peut-il pas amener , dans
certains cas , des chances malheureuses. En
médecine , il faut s'attendre à tout, se tenir
prêt à tout ; les médecins philosophes n'oublient jamais d'embrasser tous les *possibles*.

On nous accusera , peut-être , de nous
être plutôt amusés , en quelque sorte , à embarrasser la distinction de la varicelle et de la
variole , que de nous être occupés à l'établir
d'une manière positive ; mais nous déclarons,
avec franchise , que telle a été un peu notre
intention. Nous voulions prouver, en général,
que les divisions des maladies si tranchantes ,
si marquées dans nos livres , ne le sont pas
autant , bien s'en faut , dans la nature ; et en
particulier , que si dans la plupart des cas ,

il est facile de distinguer la varicelle de la variole, il en est, où cela n'est pas très-aisé ; d'autres enfin, aussi rares que l'on voudra, où cela est même impossible, du moins pour un médecin sage et réservé, qui n'a pas pris l'habitude de décider, à la légère, du caractère des maladies. Nous voulions surtout établir que ce n'est pas d'après un seul symptôme que l'on doit les séparer ; mais, d'après l'ensemble de tous leurs signes distinctifs, en insistant même parmi ceux-ci sur les plus décisifs, sur ceux qui ont le plus de valeur d'après l'observation comparée des deux exanthèmes, considérés dans toutes leurs anomalies, dans toutes leurs irrégularités.

CHAPITRE SIXIÈME.

Conjectures sur l'identité d'origine de la Varicelle et de la Variole.

La coïncidence, si marquée dans notre épidémie, des deux éruptions, l'incertitude de leur diagnostic respectif, si prononcée dans certains cas, nous engagèrent à rechercher si la varicelle ne dépendrait pas du même virus que la variole, ne serait pas, au fond, la même maladie altérée, imparfaite et dégénérée. Avant de commencer toute discussion à cet égard, nous croyons devoir avertir que nous ne donnons nos idées sur ce point de doctrine que comme des conjectures et des probabilités ; nous nous gardons bien de les prendre nous - mêmes pour des vérités certaines : mais ne peut-il pas être permis à l'esprit le plus réservé, de se livrer à des doutes, qui peuvent n'être point sans quelque utilité réelle pour la science ? Si nous avons l'air quelquefois de prendre un ton affirmatif, c'est plutôt une erreur d'expression que de jugement; il fallait éviter des répétitions sans fin et des restrictions fastidieuses. Au reste, l'on doit regarder ces considérations théoriques comme indépendantes de la partie historique de notre travail ; du moins, elles ont été telles dans l'ordre successif de nos idées. Nous avons commencé par étudier la varicelle en médecins-naturalistes ; nous l'avons ensuite rapprochée de la variole en médecins - praticiens ; nous allons maintenant la confondre avec elle en *théoriciens*. Chacune de ces opérations s'est faite à part et dans le rang convenable que leur assigne la saine logique. Nous convenons cependant

volontiers que les unes ont pu prêter un
nouvel appui aux autres ; nous n'avons pas
pu nous apercevoir , peut-être sans quelque
secrète satisfaction , que les faits , examinés
sous des points de vue si différens , nous
conduisaient aux mêmes résultats, et que nous
arrivions toujours à un centre commun , en
prenant des chemins opposés.

I. La première apparition de la varicelle
date précisément de la même époque que celle
de la variole.. Si ces deux maladies étaient
aussi différentes qu'on le croit , si elles ne
reconnaissaient pas la même origine , d'où
viendrait cette coïncidence singulière? Peut-
elle être l'effet du hasard ?

II. Les épidémies de l'une et de l'autre
éruption ont presque toujours marché ensemble. Nous l'avons observé pour ce qui nous
regarde ; les varicelles ouvrirent le cours
de notre épidémie , et peut-être encore le
fermèrent. Mais ne pourrait-on pas rapprocher de cette circonstance un fait plus général,
qui paraît s'appliquer à toutes les épidémies,
savoir: que la plupart des maladies de ce
genre , considérées dans la totalité de leur
durée , ont leurs périodes d'invasion , d'augmentation, d'état et de décroissement? Dans
ce sens, ne pourrait-on pas présumer que
les varicelles, qui se montrent presque tou-

jours au début des épidémies de petite vérole,
ne sont que des varioles ébauchées, par lesquelles la nature prélude, en quelque sorte, à
l'établissement des varioles proprement dites ;
de la même manière que les diarrhées commencent les épidémies de dysenteries ; les
catarrhes pulmonaires, celles de fluxions
de poitrine ; les embarras gastriques, celles
de fièvres saburrales et bilieuses ? Il semble
qu'il faut un certain temps à la nature vivante pour *concevoir* et pour compléter
une maladie épidémique ; c'est ainsi du
moins que les Stahliens auraient exprimé
cette vérité clinique. Quoi qu'il en soit,
constatons le fait en lui - même. Tous les
praticiens rapportent des observations d'épidémies, remarquables par cette coïncidence
simultanée ou successive de la variole et de
la varicelle ; l'on en trouve des exemples
multipliés dans Huxham, Gandoger, etc.
Bergius rapporte que l'épidémie, qui fit tant
de ravages à Stockholm en 1783 et 1784,
commença par des petites véroles séreuses
(varicelles) ; on ne tarda pas à voir la maladie purulente (variole), accompagnée des
symptômes les plus alarmans. Il lui semblait
que le virus n'avait pas eu, dès le principe,
assez d'énergie pour produire la purulence
générale, et que lorsque ce virus avait pris

plus d'intensité par la marche progressive
de l'épidémie, la maladie était devenue plus
parfaite, et avait présenté alors seulement les
caractères de la variole légitime. C'est ainsi
que Bergius exprime son opinion à cet égard.

III. Nous avons vu plusieurs fois les mêmes
maisons nous offrir à la fois la variole et la
varicelle, et il n'était pas rare, lorsque nous
avions plusieurs varioleux rapprochés ou réunis, qu'il n'y eût sur le nombre un ou deux
individus atteints de varicelle. Tout semblait
nous prouver dans ce cas, que c'était à la
fréquentation des varioleux que devait être
rapportée la varicelle: nous avons eu surtout
occasion de nous en convaincre chez les
quatre enfans Boyer (Quarré du Roi); trois
avaient la variole légitime, et un d'eux la
varicelle, qu'il avait prise, selon toute apparence, de ses jeunes compagnons de maladie. Nous avons observé un exemple analogue
dans une maison au-dessous du Pérou;
toute une famille fut infectée de la variole,
il y avait trois enfans, deux eurent la variole légitime, le troisième éprouva la varicelle. Un enfant, logé sur le même pallier,
eut la varicelle.

On trouve un fait de ce genre dans le II
vol. des *mémoires de la Société Royale de
médecine*. « Un enfant fut attaqué d'une petite

vérole volante, qui fut terminée dans l'espace de quatre jours, sans qu'il fût alité ; peu de jours après, sa sœur aînée, âgée de huit ans, et qui ne l'avait point quitté, fut prise de la même maladie, qui dégénéra ensuite en une vraie petite vérole très-abondante, quoique discrète; elle eut tous les caractères de celle-ci, en parcourut toutes les périodes, et fut suivie de toux et de furoncles, comme cela est très-ordinaire. » Un pareil fait, s'il se rencontrait fréquemment, ajoutait Geoffroi, prouverait que la petite vérole et la vérolette ne sont pas d'une nature aussi différente qu'on le croit communément, et que l'une n'est peut-être que le diminutif de l'autre. Dans la suite, ce même médecin cita, dans son *Traité de médecine-pratique*, plusieurs observations analogues.

IV. Franck et Reil affirment que l'on a vu des petites véroles fausses provenir de l'inoculation du pus d'une variole légitime.

M. Chrestien, dans son *opuscule sur l'inoculation*, où il a fait briller plus d'une fois ce génie d'invention qui caractérise ses ouvrages comme sa pratique, rapporte plusieurs faits, desquels il résulterait que l'inoculation du pus variolique, encore séreux, donne souvent naissance à des éruptions, qui ne sont pas toujours préservatives, et qui paraissent

avoir les caractères de la varicelle. Dans
ce cas , il semble que le virus ne peut
reproduire que la partie de la maladie
qu'avait développée l'affection qui l'a fourni;
la copie ne va pas plus loin que le modèle :
ce qui doit faire une maladie arrêtée dans
son cours et tronquée dans ses symptômes.

V. La variole la plus régulière a toujours
des boutons qui avortent ; nous avons eu
très-souvent occasion de nous en convaincre,
surtout pour ceux de la face ; la plupart paraissaient *varicelleux*, nous les jugions tels;
et cette circonstance même nous en eût
imposé plus d'une fois , si nous ne nous
étions bientôt donné cette règle , savoir :
que c'était d'après la nature du plus grand
nombre des boutons, qu'il fallait déterminer
le caractère de l'éruption. Tous les observateurs ont remarqué que parmi ceux-ci,
les derniers venus se hâtent souvent pour
atteindre les premiers toujours plus avancés ,
et qu'ils semblent *défaillir* en route dans
leurs efforts trop précipités. C'est ainsi que
toutes les fleurs d'un même arbre n'arrivent
pas à la fructification ; beaucoup avortent à
une époque plus ou moins éloignée du terme.
D'un autre côté, Bergius , un des médecins
qui s'est le plus attaché à séparer avec soin la
varicelle de la variole, convient cependant,

que, dans la varicelle, qu'il nomme petite vérole séreuse, il y a souvent quelques boutons
vraiment purulens ; et Armstrong, dans les
additions qu'il a faites au *Traité des maladies
des enfans* par Underwood , déclare avoir
fait la même observation dix à douze fois.

VI. La varicelle et la variole se succèdent ,
dans certains cas , sur le même individu avec
une telle rapidité, que l'on est tenté de les
rapporter à la même origine. On trouve dans
les auteurs plusieurs faits de ce genre.

VII. La varicelle offre les plus grandes analogies avec la variole ; elle présente les mêmes
symptômes, la même marche , la même
forme dans les boutons, la même contagion,
la même faculté de n'attaquer ordinairement
le même individu qu'une seule fois , etc.
Nous l'avons assez prouvé par les détails,
dans lesquels nous sommes entrés dans le
cinquième chapitre, et par la difficulté surtout que nous avons éprouvée à établir, dans
certains cas, le diagnostic de la varicelle. Ce
qui paraît la séparer seulement de la variole,
c'est que ses symptômes sont moins bien
dessinés, et qu'il y manque toujours plus
ou moins de ceux qui caractérisent celle-ci.
Sa marche est plus rapide , la forme des
boutons moins achevée : tout annonce donc
que c'est une variole , mais une variole

précipitée, *avortive* ; et de la même manière que les avortons en général sont plus
ou moins avancés, et que peu à peu on arrive
progressivement à ceux qui sont viables, il
y a des varicelles, plus ou moins complètes,
qui paraissent se rattacher aux varioles très-
irrégulières, qui elles-mêmes s'élèvent peu
à peu jusques aux varioles les plus parfaites.

VIII. La varicelle présente précisément
les mêmes formes irrégulières que la variole.
En effet, il y a des varicelles comme des
varioles, que l'on désigne sous les noms de
siliqueuses, de *venteuses*, de *verruqueu-*
ses, *etc.* Franck, Van-Swieten, etc., ont
admis toutes ces distinctions pour la varicelle, sans trop s'apercevoir qu'ils les avaient
établies pour les varioles anomales, ce qui
lie, en quelque sorte, par des dégradations
insensibles et correspondantes, la petite vérole à la varicelle. L'on trouve, dans les différentes espèces de petites véroles altérées et
imparfaites, les différentes voies par lesquelles
la nature sort du type normal propre à la
maladie, et l'on arrive peu à peu jusques
à des dégénérescences absolues ; l'on peut
se convaincre ainsi que la varicelle suit la
variole dans toutes ses irrégularités, pour
la recevoir quand elle parvient au dernier
degré d'imperfection. Ce rapport des formes

des deux éruptions ne peut pas être encore un effet du hasard.

IX. Tout semble prouver qu'il y a, entre la variole et la varicelle, la même affinité, ainsi que les mêmes différences qu'entre la vaccine vraie et la vaccine fausse, du moins celle de la seconde espèce, car la première n'est que le résultat de l'irritation mécanique. Or, la vaccine fausse est produite par le même virus que la vaccine vraie, mais seulement altéré par une élaboration incomplète, par le laps du temps ou par quelque autre circonstance perturbatrice. Le simple accès de l'air dans la pustule vaccinale suffit pour le changer en vaccin bâtard, susceptible de se transmettre tel quel d'un individu à l'autre par l'inoculation ; une simple compression réitérée de manière à déranger la figure du bouton, sans y introduire de l'air, peut même produire cette dégénération, comme le prouvent les expériences suivantes, consignées dans la *bibliothèque britannique*, tom. *XLV.*

« On vaccina un enfant par quatre piqûres, qui produisirent autant de boutons ; on en laissa deux intacts. Dès que les deux autres parurent, on les comprima légèrement, en les secouant avec le doigt, comme pour les détacher, de manière à ne pas rompre

leur enveloppe , mais à altérer seulement
leur tissu ; on répéta fréquemment ce pro-
cédé. Au sixième jour , ces boutons présentaient déjà une apparence très-différente
de celle des autres ; ils n'avaient point de
dépression centrale, et ressemblaient à une
petite vessie , recouverte d'une peau très-
mince. En effet , une légère secousse suffit
pour rompre l'enveloppe de l'un des deux ;
on continua l'expérience, mais avec beaucoup
de précaution, sur l'autre pustule, qui ne
tarda pas à prendre toute l'apparence d'une
vaccine bâtarde , et s'ouvrit d'elle-même au
huitième jour. Pendant ce temps-là , le
bouton, qu'on avait d'abord accidentellement
ouvert, s'était de nouveau refermé, mais de
manière à paraître comme divisé en deux
moitiés , dont l'une avait une apparence
limpide, comme dans la vraie vaccine, et
l'autre, un aspect purulent, comme dans la
vaccine bâtarde (1). »

------

(1) « Pour bien comprendre cette expérience ,
il faut se rappeler que le vrai bouton vaccin est
composé d'une multitude de poches ou cellules, qui
n'ont aucune communication les unes avec les autres,
en sorte qu'on peut détruire ces cellules d'un côté
par le maniement extérieur du bouton; tandis que
les cellules, d'un autre côté, restent intactes. La

« Au onzième jour, l'un et l'autre de ces deux boutons, ainsi que les deux qu'on n'avait point touchés, et qui avaient suivi très-régulièrement leur cours, s'entourèrent d'une aréole également rouge et étendue. »

« A cette époque, on vaccina un enfant aux deux bras ; à l'un, avec une goutte de l'humeur limpide qui occupait une moitié du bouton, et à l'autre, avec l'humeur purulente qui occupait l'autre moitié. Cette double vaccination produisit une vraie vaccine d'un côté, tandis que de l'autre, elle se trouva bâtarde. Cette expérience fut répétée deux fois avec le même résultat. »

« On transforma de même, en vaccine bâtarde, un bouton de vraie vaccine, en le soumettant à l'action du galvanisme. Pour cet effet, l'on introduisit, dans le bouton, les deux fils d'or qui, dans la pile voltaïque, représentent le pôle négatif et le

---

moitié altérée devient alors une simple poche, ou vessie, dont l'enveloppe est très - mince, et dans laquelle les parois irritées de la pustule occasionnent un travail de suppuration. L'autre moitié demeure ce qu'elle était auparavant, composée de plusieurs poches ou cellules, remplies de vrai vaccin, et renfermées dans une enveloppe, qui offre beaucoup plus de résistance au tact, et est beaucoup moins disposée à s'ouvrir d'elle-même. »

pôle positif. Quand le courant fut établi,
l'on vit une grande ébullition dans le bouton,
qui se vida en moins de deux secondes.
On se servit de l'humeur qui en sortit pour
vacciner deux enfans ; mais le galvanisme
avait détruit son activité, et ces deux vaccinations ne produisirent aucun effet. Le
lendemain, le bouton soumis ainsi au galvanisme, s'était reformé avec le caractère de
la vaccine bâtarde. On vaccina deux autres
enfans avec le pus qu'il renfermait ; une des
piqûres avorta, les autres se trouvèrent bâtardes. C'est donc à l'irritation du bouton
produit par la vaccination avec du vrai
vaccin, à l'altération de sa structure et de
son tissu, qu'est due la dégénération du
nouveau vaccin qui s'y forme (1). »

----

(1) Il est remarquable que cette dégénération est
d'autant plus facile que le bouton est plus avancé,
ensorte qu'elle a surtout lieu lorsque l'aréole a déjà
paru autour de la pustule, et que celle-ci a acquis
son maximum de grosseur, d'où il résulte que l'individu vacciné n'en est pas moins préservé de la
petite vérole, et n'est plus susceptible de la prendre ;
parce que la révolution, qui l'en rend incapable, a
déjà été opérée avant cette dégénération. Il n'en est
pas de même de ceux qu'on vaccine à cette époque.
Cette fausse vaccination ne les garantit point de la
petite vérole, parce que le virus qu'on leur a inoculé
était déjà dégénéré.

L'auteur de ces expériences curieuses assure que la vraie petite vérole est susceptible de dégénérer de la même manière, par l'irritation des pustules, en une fausse petite vérole, qui quelquefois devient alors une maladie grave. Mais M. Odier, qui pense que jamais on n'a observé une dégénération de la vraie petite vérole en une petite vérole volante bien caractérisée, trouve ce rapprochement peu exact. Reprenons cependant notre comparaison.

La fausse vaccine présente les mêmes phénomènes, les mêmes caractères que la vaccine vraie; la marche en est seulement plus rapide, les symptômes plus mal dessinés, la suppuration nulle ou séreuse, la dessiccation plus prompte; tout semble donc annoncer une vaccine précipitée et *avortive*, absolument de la même manière que la varicelle exprime, par tous ses caractères, une variole hâtive et précoce. La vaccine fausse conserve, sous tous ces rapports, les analogies les plus singulières avec la variole fausse; même précocité dans l'éruption du bouton, dans son développement et sa dessiccation; celui-ci s'élève en pointe comme dans le bouton de la varicelle; quelquefois, comme dans cette dernière, sortie successive et plusieurs fois répétée de pus-

tules, qui se dessèchent promptement ; ce
qui fait qu'alors la maladie peut durer plus
long-temps que la vaccine vraie ; comme
dans la varicelle, le virus une fois altéré
ne peut plus revenir à l'état de virus vrai
et légitime.

La simultanéïté de la vaccine vraie avec la
variole, à certaine époque du développement
de celle-ci, rend la vaccine fausse, comme
cette même simultanéïté, rend la variole
fausse, quand la vaccine l'emporte. La vaccine avorte et prend souvent la forme de
fausse, chez les individus déjà vaccinés, ou
qui ont eu la petite vérole inoculée ou spontanée. La variole dégénère en varicelle dans
les mêmes circonstances. Il n'y a pas de
milieu, il faut que l'on regarde, comme
varioles bâtardes, fausses, comme varicelles
proprement dites, toutes ces altérations du
virus variolique, ou que l'on multiplie
étrangement les éruptions pseudo-vario-
leuses, et que l'on leur assigne enfin des
caractères distinctifs.

Une inflammation trop vive, un frottement répété, l'ouverture trop prompte du
bouton variolique, le changent en bouton
de variole fausse, comme nous avons vu
que ces mêmes circonstances transmuent
en fausse la pustule vaccinale vraie. Les

inoculateurs s'accordent, sur ce point, avec les vaccinateurs, sans s'en apercevoir. Il serait important de soumettre le bouton variolique à l'action du galvanisme, ainsi qu'à d'autres moyens d'épreuve; mais que d'expériences utiles ne ferait-on pas en médecine, si l'on multipliait les analogies et les points de contact des maladies, même par l'hypothèse dans le principe, pour les consacrer dans la suite, ou les détruire par des faits multipliés et précis !

Quoi qu'il en soit, l'inoculation du virus variolique semble donner naissance à la varicelle, s'il est altéré par quelque circonstance. On a observé que, dans certains cas, l'insertion de ce virus chez des personnes qui avaient déjà eu la petite vérole, déterminait une éruption qui n'était pas une petite vérole légitime et complète, mais bâtarde, *avortive*, une véritable varicelle, selon nous. Il y a éruption générale après une fièvre plus ou moins intense ; les boutons ont l'aspect variolique, mais ils ne suppurent pas; c'est ce qui eut lieu chez Miles, inoculateur, qui voulait, un jour, montrer à quelqu'un la manière dont il faisait l'opération ; il se fit une légère incision à la main avec une lancette garnie de pus variolique. Dans ce cas, comme dans celui de varicelle, la marche des symptômes est plus rapide et toujours marquée par une précocité sensible.

Nous l'avons déjà dit, le virus variolique peut encore être neutralisé et altéré par l'influence profonde du virus vaccin, au point de ne donner lieu qu'à une sorte de varicelle, qui s'éloigne ou se rapproche plus ou moins de la petite vérole légitime. Il est d'autant plus important d'insister sur les faits de ce genre, que mal interprêtés, ils ont pu fournir des armes contre la vaccine. D'abord, observons qu'une chose analogue avait quelquefois lieu pour les inoculations répétées sur le même individu; ce qui suffit pour prouver que cela ne tient point à l'inefficacité préservative de la vaccine.

Nous croyons reconnaître tous les caractères d'une variole *avortive*, chez les vaccinés dont le chirurgien Goldson de Portsmouth a prétendu tirer tant de parti contre la vaccine : les boutons ne suppurèrent pas, ils se desséchèrent et se convertirent en croûtes plutôt que cela n'a lieu dans la variole légitime. Dans la seconde observation, ils ne mûrirent même pas et ne durèrent que cinq jours. Ils ne persistèrent que six ou sept jours dans la septième. Il ne paraît guères surtout permis de méconnaître la varicelle dans l'éruption du sujet de l'observation

sixième; « je le vis au 3.ᵉ ou 4.ᵉ jour, dit
Goldson, et je trouvai la suppuration plus
avancée qu'elle ne l'est ordinairement à cette
époque. L'inflammation du bras ne ressem-
blait pas à celle de la petite vérole; mais
elle était beaucoup plus livide, et les boutons avaient une apparence différente, ils
étaient beaucoup plus coniques et relevés
que les boutons varioliques. Le virus dont
on s'était servi pour l'inoculer avait été pris
sur Sara Smith, enfant que M. Rickman avait
vacciné le 18 novembre 1800. Elle avait dé-
chiré la pustule vaccine, ce qui empêcha celui-
ci de faire les progrès ordinaires. Au milieu de
mars 1802, l'enfant avait pris la petite vérole.
Je la vis au 6.ᵉ jour de l'éruption, elle avait
une grande quantité de boutons, mais je
les trouvai beaucoup plus gros et plus avancés
qu'ils ne le sont communément, et qu'ils ne
l'étaient dans un autre enfant d'une maison
voisine, qui avait aussi la petite vérole en
même temps. Dans celui-ci, quoiqu'il n'y eût
pas un plus grand nombre de boutons, ils
étaient plus petits, et, en plusieurs endroits,
confluens; au lieu que ceux de Sara Smith,
ainsi que de plusieurs autres enfans non
vaccinés, qui furent inoculés d'après elle,
se touchaient, à la vérité, sur plusieurs
régions du corps, particulièrement autour

des mâchoires, mais ne confluaient nullement, et ressemblaient à de petites verrues
contiguës et serrées les unes contre les autres,
mais qui cependant ne se confondaient pas.
D'après ces apparences, je conjecturai que
l'éruption de Clarke était une espèce de petite
vérole volante, anomale ; mais la suite fit
voir le contraire ; car l'on inocula plusieurs
personnes avec ce virus, qui eurent la petite
vérole, à la satisfaction de tous ceux qui les
virent *(bibl. brit.)*. » Les praticiens de Portsmouth s'étaient montrés en général si peu difficiles sur les caractères de la variole légitime ;
ils avaient des préventions si marquées contre
la vaccine, que nous sommes portés à nous
arrêter à leur premier jugement, savoir : que
cette éruption était une varicelle, comme
semble le prouver l'histoire même qu'ils en
donnent. On reconnaît encore les caractères
de la même éruption bâtarde dans l'observation huitième ; les boutons sortirent successivement et à longs intervalles, comme
dans la varicelle.

Woodwille, qui faisait ses vaccinations
dans des salles remplies de varioleux, observa
que ses vaccinés présentaient des éruptions
d'apparence varioleuse plus ou moins marquée ; les boutons avortaient, ne suppuraient
pas, et cependant le virus qu'ils fournissaient

pouvait donner naissance à des éruptions analogues par l'inoculation ; tout fait croire que ces éruptions étaient *avortives* et *varicelleuses*. C'est à la même origine que nous rapportons les éruptions observées par Pewrson. « Dans le cours de ma pratique, dit-il, j'ai vu quatre inoculés vaccins avoir des boutons qui me parurent, au premier coup-d'œil, ressembler si parfaitement à ceux de la petite vérole, que je les aurais pris pour de véritables boutons varioliques, si je n'avais été bien sûr de la qualité du virus que j'avais employé. Je remarquai cependant alors quelques différences entre ces boutons et ceux de la petite vérole ; ceux-là avortèrent presque tous sans suppurer, et se terminèrent par des croûtes luisantes, d'un brun rouge et noirâtre. J'inoculai deux autres malades avec le virus pris sur le bras d'un de ces quatre premiers ; ils eurent aussi des boutons semblables, ainsi que toutes les personnes inoculées avec ce même virus par deux ou trois de mes correspondans, à qui j'en avais envoyé. »

Il arrive la même chose quand on vaccine dans les temps d'épidémies de petite vérole, ou quand on inocule à la fois les deux virus vaccin et variolique. A Genève,

on fit des vaccinations durant une épidémie de variole , et l'on observa que si le
développement de la vaccine précédait celui
de la petite vérole , la première de ces
deux maladies modifiait la seconde , et la
rendait toujours très - bénigne , et parfaitement semblable à la petite vérole inoculée ,
à ce que croit le narrateur ; car , dit-il , la
plupart des boutons *avortaient ;* les autres
suppuraient , à la vérité , *mais ne duraient
que six jours , n'avaient point d'odeur , et
n'étaient accompagnés d'aucune fièvre secondaire.* Cette éruption n'appartient-elle pas
plutôt à la varicelle qu'à la variole ? Le pus
qu'elle donnait aurait - il pu servir à inoculer une variole légitime et préservative ?
C'est ce que l'on ne dit pas ; il nous paraît
que les boutons de la petite vérole inoculée
la plus légère durent plus de six jours , et
ont des caractères plus marqués.

X. On a tellement senti l'identité de nature
qui existe entre la varicelle et la variole ,
que les médecins , comme le peuple de toutes
les nations , ont donné , sans dessein réfléchi ,
à la varicelle , des noms qui indiquent toujours la ressemblance qui la confond avec
la petite vérole , ainsi que les différences
qui l'en séparent. On l'a appelée *varicelle ,
vérolette , verette , petite vérole diminuée*

ou *raccourcie* et *rabougrie*, qui n'a pas acquis son développement naturel, *petite vérole volante*, qui n'est pas assez profondément établie pour parcourir toutes ses périodes, et qui ne fait, en quelque sorte, que *voler* sur le corps qu'elle affecte superficiellement. On l'a signalée encore sous la dénomination de *petite vérole bâtarde, fausse*, comme on a désigné, sous le nom de fausse vaccine, la vaccine *avortive*, et dans le même sens qu'on parle des fluxions de poitrine fausses, ce qui ne veut pas dire qu'il n'y ait pas, dans ce cas, fluxion de poitrine, mais seulement que celle-ci est imparfaite, incomplète, mal dessinée, et simplement ébauchée. On l'a nommée encore *petite vérole séreuse, lymphatique, crystalline, vésiculaire*; dénominations que partagent avec elle certaines petites véroles légitimes : tant on a été forcé de reconnaître leur ressemblance, surtout quand la variole elle-même était altérée! Dans les disputes qui s'élevèrent à l'occasion des petites véroles survenues après l'inoculation, l'on put se convaincre aisément que plusieurs médecins appelaient *vérolette* la petite vérole très-bénigne, mais légitime.

Gandoger prétend qu'on n'a confondu la varicelle avec la variole que par une analogie fausse de dénominations arbitraires; sur cela,

Gilibert, dans son excellente monographie de ce genre de maladie, a signalé les caractères si distincts, qui séparent le pemphigus de la varicelle. Lorsque Franck entre dans quelques détails sur ce pemphigus particulier, il est obligé de parler du pemphigus *verruqueux*, qui n'est pas séreux ; ce qui appartient, en effet, à la varicelle, mais n'a nul rapport avec le pemphigus qui est essentiellement séreux. D'ailleurs ce grand praticien n'en convient pas moins, que la varicelle présente une telle analogie, dans certains cas, avec la variole anomale, que l'on peut très-aisément (*facillimè*) la confondre avec elle.

En vain, d'autres médecins ont voulu rapprocher la varicelle des simples boutons, sous les noms de *febricula pustulata, pustulosa, pustula febricosa ;* la varicelle s'est maintenue dans ses droits d'indépendance, et n'a pu recevoir la loi que de la variole seule.

CHAPITRE SEPTIÈME.

Des rapports de notre épidémie avec les vaccinés. Des varicelles anomales et des récidives de petites véroles légitimes, qui ont eu lieu chez nos vaccinés.

Nul doute que plusieurs vaccinés n'aient été affectés de la maladie épidémique. Mais de quelle éruption ont-ils été atteints ? Est-ce de la variole légitime ou de la varicelle ? Nous établissons d'abord, comme un fait incontestable, qu'un très - grand nombre d'entr'eux, qui ont éprouvé l'éruption épidémique, n'ont eu que cette dernière ; nous en avons vu plusieurs qui présentaient évidemment celle-ci. Comme il n'y a rien là d'étonnant, nous ne nous y arrêterons pas un seul instant ; mais nous établirons seulement que, dans certaines varicelles, le caractère de l'éruption était si équivoque, que plusieurs médecins ont pu les prendre pour des varioles légitimes ; celles-ci appartenaient à la deuxième ou à la troisième espèce, c'est-à-dire, à celles qui suppurent plus ou moins. C'est à cette occasion que des discussions plus ou moins vives se sont établies entre des médecins également instruits ; mais par cela seul, que des praticiens exercés se décidaient d'une manière opposée, ces faits doivent être considérés, par tout esprit sévère, comme douteux, comme ne prouvant rien, et par conséquent comme ne pouvant pas être tournés contre la vaccine ; la vertu préservative de celle-ci étant d'ailleurs établie sur une somme incalculable de faits exacts et bien vus.

Quant aux vaccinés qui ont eu réellement la petite vérole, et nous convenons qu'il y en a eu réellement de ce nombre ; voici comment l'on peut raisonner par rapport à eux. D'abord l'individu qui était dans ce cas, avait-il eu la vraie vaccine, la seule préservative? Quand on a pris des détails précis à cet égard, les renseignemens n'ont pas toujours été rassurans ; presque toujours, le vaccinateur avait piqué les enfans, sans se donner la peine de suivre la marche de la maladie, et de déterminer le caractère des boutons. Il faut en convenir, les vaccinations se font quelquefois assez lestement. Ce qu'il y a d'étonnant, c'est qu'aucun des enfans vaccinés par MM. Broussonnet, Bourquenod et François Laborie, n'ont présenté la variole légitime ; et cependant ces trois médecins en ont piqué un très-grand nombre. Le dernier vaccine tous les enfans des femmes qu'accouche son frère, chirurgien aussi répandu qu'il

mérite de l'être, et capable de s'attirer toute
confiance par la sage réserve de sa pratique,
comme par la pureté des ses qualités morales.
D'où peut venir cette différence, si ce n'est
de la négligence avec laquelle l'opération a
été suivie? Enfin, les individus bien vaccinés
eûssent-ils eu la vraie variole? Y eût-il autant
de certitude de l'un et de l'autre côté, qu'on
en a peu en général, il resterait à déterminer
en quel nombre ont été ces enfans, et quel
est le rapport de ce nombre avec la totalité
des vaccinés de notre pays; voilà la question
telle qu'elle doit être posée. Il est certain,
d'après toutes les informations que nous avons
pu prendre, que ce nombre est très-peu
considérable en lui-même, qu'il l'est beaucoup moins encore par rapport au nombre
total des vaccinés. Si l'on s'en tient aux
bruits vagues et indéterminés, il a été très-
grand; mais dès qu'on en vient à des informations précises, on ne tarde pas à se convaincre que peu d'enfans ont été réellement
dans ce cas. Or, ce cas ne pourrait-il pas
rentrer dans les récidives de la variole, que
la vaccine ne peut pas plus empêcher que
la variole naturelle elle-même, pas plus
que la variole inoculée?

Revenons un peu sur chacune de ces propositions, et cherchons à les établir sur un

épidémie, soit des différens recueils d'observations. La véritable érudition en médecine, celle qui sert mieux les intérêts de la science elle-même que l'amour-propre de celui qui l'emploie, ne consiste-t-elle pas moins à connaître les noms des auteurs les plus obscurs, leur histoire particulière, les différentes éditions de leurs ouvrages, et autres inutilités de ce genre, qu'à recueillir les faits particuliers plus ou moins intéressans qu'ils rapportent ? Nous avons déjà mis en usage ce moyen, et il nous a servi peut-être assez bien jusques ici pour la solution des questions que nous nous sommes proposées, pour que nous eussions quelque tort de le négliger, surtout dans cette occasion. Car, n'est-ce pas ici le moment de dire : *hic opus, hic labor est* ? Et la saine érudition n'est-elle pas le seul guide qui puisse nous faire traverser tant d'obstacles ?

I. Prouvons d'abord que plusieurs des éruptions douteuses qu'ont présentées nos vaccinés, appartenaient à la varicelle et non à la variole. On s'attend bien qu'il ne sera question que des cas de varicelle d'une certaine espèce. Quant à ceux où cette éruption avait tous les caractères qui lui sont propres, ils n'ont jamais été l'objet d'aucune discussion. Les adversaires de la vaccine n'y font pas plus d'attention eux-mêmes que ses défenseurs ; il s'agit ici seulement des cas douteux, du moins sous certains rapports. Nous les arrangerons encore dans un ordre progressif : rien n'est plus propre à répandre de la lumière sur les objets que de les disposer de manière à ce que l'on s'élève par une gradation insensible des plus faciles à saisir aux plus obscurs. L'on passe ainsi, sans s'en apercevoir, aux faits les plus singuliers, qui, pris dans leur état d'isolement, jetteraient l'esprit dans l'étonnement et l'incertitude. Le secret des plus grandes découvertes consiste peut-être dans ce simple arrangement des objets que l'on étudie.

§. I.

Varicelle simple ordinaire (1).

« Le 25 juin 1816, Louise Bilouin, âgée de 18 mois, contracta la petite vérole ; je fus appelé pour lui donner mes soins. Cette maladie présenta, dans son invasion, les lésions vagues et anomales qui lui sont ordinaires. Ses périodes furent très-distinctes ;

---

(1) *Obs.* communiquée par M. le docteur Golfin.

la fièvre de suppuration fut très-intense ; l'éruption fut confluente, et la maladie dura vingt-cinq jours. Le frère de cet enfant était mort de la même maladie depuis huit jours, lorsqu'elle en fut affectée. »

« Vers la fin du mois de juillet, Louise Bilouin était parfaitement rétablie. Le 1.er septembre, elle fut un peu indisposée, et le lendemain, on reconnut, sur diverses parties de son corps, des boutons qui ressemblaient à ceux de la maladie qu'elle venait d'éprouver. Ses parens craignirent que cette nouvelle éruption ne fût un reste de la première ; les suites détruisirent bientôt leurs craintes. L'enfant n'avait presque pas de fièvre, et son appétit se soutenait au même degré ; je reconnus l'espèce de varicelle qui régnait épidémiquement, et les rassurai sur son issue. »

« Le 2, l'éruption devint générale ; les boutons étaient d'un rouge faible ; ils prirent, vers le soir, la forme de pustules, et blanchirent rapidement. Aussitôt que la plupart eurent pris l'aspect purulent, les autres perdirent leur couleur rouge. »

« Le 3, la dessiccation commença ; elle eut lieu dans la majeure partie des pustules, de telle sorte qu'un grand nombre se dessécha sans passer à l'état purulent. »

« Le 4, continuation de la dessiccation qui se termine en peu de temps ; quelques jours après, les croûtes commençaient à tomber. Les périodes de suppuration et de dessiccation se montrèrent sans ordre comme celle de l'éruption.

§. II.

Varicelle qui simule la variole légitime par la fièvre d'invasion (1).

« Mlle de M. .., vaccinée, âgée de 14 ans et demi, a eu une petite vérole fausse, dont les symptômes d'incubation ont été presque semblables à ceux de la variole légitime : douleurs aux lombes, épigastralgie, nausées et vomissemens, fièvre vive, pouls dur, respiration difficile, suspirieuse, face rouge, assoupissement, chaleur sèche, yeux sensibles à l'impression de la lumière. Ces symptômes ont duré environ 48 heures. Le lendemain, éruption, cessation de tous les accidens et apparition d'une sueur légère, marche très-rapide des boutons. »

« L'éruption de Mlle de M. . . . . aurait

---

(1) *Obs.* communiquée par M. le docteur Bour- quenod fils, et prise pendant notre épidémie dès son premier début.

il cite un passage de Locke sur l'abus des mots et de la ressemblance des noms mal appliqués; il se met presqu'en colère contre les mauvais nomenclateurs, et propose de donner à la varicelle un nouveau nom qu'il n'ose cependant pas créer. MM. Valentin et Dezoteux ont cru pouvoir faire celui de *pseudo-variole*, qui peut être admis, à la vérité, mais qui présente les mêmes prétendus inconvéniens que tous les autres, puisqu'il n'est qu'une traduction scientifique des dénominations vulgaires de *fausse variole*, de *variole bâtarde*. Tant il est vrai qu'on ne peut pas mieux faire que le simple peuple, qui est juge compétent, quoi qu'on en dise, dès qu'il s'agit d'une chose qui tombe sous les sens ! Gandoger n'a point assez senti que le rapport des dénominations tenait ici à l'analogie des deux maladies, et qu'il fallait s'en prendre plutôt à la nature, qui semble se jouer à plaisir de nos classifications tranchantes, qu'aux médecins, qui avaient exprimé avec fidélité ses caprices et ses anomalies.

Il est des auteurs qui ont été, il est vrai, plus hardis ; ils ont coupé le nœud gordien plutôt qu'ils ne l'ont habilement délié, l'illustre Franck est de ce nombre : ce médecin a séparé par force la varicelle de la variole, pour la rapporter au *pemphigus* ; mais M.

pu être confondue avec la petite vérole, à
ne considérer que la grosseur et le développement des boutons, et surtout que la période
d'incubation; mais en observant la marche
des boutons, on a reconnu qu'ils ont mûri
bien plutôt que ceux de la variole; d'ailleurs,
nulle enflure aux membres, très - peu aux
paupières. »

§. I I I.

Varicelle avec fièvre d'invasion assez intense
et suppuration imparfaite.

Jean Gay, vacciné, âgé de 21 ans, d'un
tempérament bilioso-sanguin, éprouva, après
deux jours d'inquiétude, les symptômes
suivans : chaleur brûlante, céphalalgie très-
forte, malaise général, sentiment très - vif
de lassitude.

2.ᵉ Jour, pouls dur, fréquent, concentré; face animée, respiration un peu
gênée, chaleur vive de tout le corps,
anxiété, langue blanche, bouche pâteuse
(deux grains, tartre stibié), vomissement
d'une grande quantité de matières bilieuses,
deux selles; dans la nuit, léger délire.

3.ᵉ, même état du pouls et de la chaleur, épistaxis très - considérable ; quelques boutons paraissent dans la journée,

sur la figure et la poitrine ; le soir , exacerbation très-marquée, céphalalgie très-intense
(pédiluve).

4.e , délire moins fort que la veille ;
les boutons , en bien plus grand nombre ,
s'étaient gonflés et avaient pris une couleur
rouge , qui disparaissait par la pression ; le
pouls , toujours dur , était un peu plus développé ; face animée ; urine peu abondante ;
point de selle ; respiration gênée.

5.e de la maladie et 3.e de l'éruption ,
nuit tranquille , pouls presque naturel ,
amendement de tous les symptômes ; les
boutons , qui avaient paru les premiers ,
étaient remplis d'une liqueur diaphane ; le
malade éprouvait une grande difficulté d'avaler , et ne respirait qu'avec peine.

6.e de la maladie et 4.e de l'éruption ,
la plupart des boutons sont remplis d'une
matière opaque ; yeux très-rouges ; pouls
presque naturel.

7.e , 5.e , quelques boutons de la face
donnent une matière blanchâtre (collyre).

8.e, 6.e, la plupart des boutons se vident,
et ne laissent qu'une capsule ; les autres
présentent une matière brunâtre solide.

9.e de la maladie, 7.e de l'éruption , tous
les boutons , à l'exception de ceux des
extrémités , sont d'une couleur noirâtre ,

s'ouvrent, et laissent paraître un petit tuber-
cule rouge, renfermé dans leur capsule.

10.e et 11.e de la maladie, boutons de
tout le corps complètement vides : il ne
reste que ceux des mains , des jambes et
des pieds, qui percèrent bientôt pour donner
issue à une matière noirâtre et très-fétide.

L'éruption, dont nous venons de présenter
l'histoire, nous paraît devoir être rapportée
à la varicelle prolongée, et non à la petite
vérole légitime; il n'y a point eu de fièvre
de suppuration, quoique l'éruption eût été
assez abondante. La totalité de la maladie s'est
terminée dans onze jours , et la suppuration
n'en a pas duré plus de six , à compter
même du premier jour de l'éruption, où il
y avait encore si peu de boutons. Ce qu'il y a
cependant de remarquable, c'est que le mé-
tayer de la campagne où travaillait ce jeune
homme avait eu une variole légitime avant
que lui-même ne tombât malade. Son frère
Étienne, âgé de dix ans, qui n'avait point
été vacciné, eut une petite vérole légitime,
de l'avis de MM. Roubieu et Bourquenod;
tandis que Louis Gay, âgé de treize ans,
et Élisabeth sa sœur, qui avaient été vaccinés l'un et l'autre, n'ont eu que des boutons
passagers, qui se sont remplacés tous les jours
pendant deux semaines, sans être suivis de

la moindre incommodité. L'on peut joindre ce fait à ceux que nous avons déjà rapportés pour prouver l'identité d'origine de la varicelle et de la variole.

§. I V.

Varicelle qui a présenté une aréole inflammatoire très-prononcée, et quatre variétés dans la forme des boutons (1).

« Le 20 juillet, je fus appelé en consultation auprès de Rouger (2), à qui mon confrère, Galyé, donnait ses soins. On me présenta Olympie Rouger, sœur du malade, âgée de près de deux ans, qui, le 16 du même mois, avait éprouvé les symptômes suivans : pouls fréquent, chaleur vive, assoupissement, nausées. »

« Le 17, elle prit un vomitif qui ne donna lieu à aucun changement marqué. »

« Le 18, éruption de boutons rouges sur diverses parties du corps. »

« Le 19, le nombre des boutons fut très-

---

(1) Cette observation et les suivantes nous ont été communiquées par M. le docteur Golfin.

(2) Logé dans la maison de M. Rey, professeur de l'école de pharmacie, rue de la Barralerie.

considérable. La malade était sans fièvre et se livra aux amusemens ordinaires de son âge : elle commença de prendre des alimens. »

« Le 20, jour auquel je la vis pour la première fois , les pustules commençaient à blanchir , et étaient entourées d'une aréole inflammatoire très-foncée ; je fus étonné d'en voir un aussi grand nombre , la peau en était généralement couverte. Elles offraient une grande anomalie dans la forme , la grosseur et la nature de l'humeur qui les remplissait. Il y en avait cinq ou six , qui avaient la plus grande analogie avec les pustules de la vraie vaccine parvenues au huitième jour ; elles étaient très-grandes , entourées d'une aréole argentine et d'un cercle inflammatoire : on en remarquait quelques-unes remplies d'une espèce d'humeur purulente ; d'autres , d'une sérosité limpide : un certain nombre conservait la forme d'une petite pustule inflammatoire. »

« Le 22, la dessiccation se manifesta dans quelques boutons ; j'amenai ce jour-là M. le professeur Lordat auprès de cette jeune malade ; et nous tombâmes d'accord qu'elle avait une petite vérole volante. »

« Les progrès de la période de dessiccation furent si rapides , qu'en deux jours toutes les pustules étaient sèches. »

Cet enfant avait été vacciné, à l'âge de trois mois, par M. Bourquenod, docteur en médecine, qui m'a assuré qu'elle avait eu plusieurs boutons de vraie vaccine.

§. V.

Varicelle dont les boutons présentaient la dépression et l'aréole des pustules varioliques.

« Paulin Cauvas (1), âgé de 23 mois, fut vacciné, le 9 novembre 1816, par M.lle Bourrely, accoucheuse ; cet enfant me fut porté le 18, il avait cinq pustules ; il me fournit du virus, avec lequel j'inoculai deux enfans qui eurent, comme lui, la vraie vaccine. »

« Le 21, les pustules vaccinales étaient sèches ; la mère s'aperçut que son fils avait des boutons à la face. »

« Le 22 et le 23, ils se multiplièrent. »

« Le 24, l'enfant était sans fièvre ; les boutons commençaient à blanchir ; ils étaient déprimés dans leur centre et entourés d'un cercle rouge ; ils présentaient une identité de forme si parfaite avec ceux de la petite vérole, que lorsque je prononçai que cet

_____

(1) Le père est marchand de cuir, logé rue de la Draperie.

enfant avait la varicelle , on pensa que j'étais dans l'erreur. La ressemblance était , en effet, si grande , que si je n'avais vu ce sujet que ce jour - là , et s'il n'avait régné, à cette époque, une épidémie de petite vérole volante , qui avait quelque analogie avec la vraie variole, j'aurais , peut - être , partagé l'erreur de ceux qui ne comparaient que la forme des boutons de cette éruption avec ceux de la petite vérole , sans faire attention aux différences des symptômes précurseurs de l'éruption , à la marche des diverses périodes de la maladie , à la nature de la fièvre et à sa durée. »

« Le 25 , la purulence était développée dans le plus grand nombre des boutons. »

« Le 26, la dessiccation commença ; elle se continua le 27 et le 28. Je ne vis plus ce sujet. »

§. VI.

Varicelle avec boutons déprimés à leur centre et légère complication catarrhale.

« Ferix (1), âgé de 10 ans , d'un tempérament muqueux, fut atteint, le 19 octobre

_____

(1) Son père est serrurier , logé à la Triperie-Neuve.

1816 , d'une fièvre catarrhale gastrique.
(Tisane délayante et ipécacuanha pour le
lendemain). »

« Le 18, il avait beaucoup transpiré dans
la nuit ; l'ipécacuanha fit rendre une grande
quantité de mucosités. Le soir , la fièvre avait
beaucoup diminué , le malade avait un léger
mal de tête et un peu d'assoupissement. (Infusion de feuilles d'oranger , bouillons de
viande et crême de riz.) »

« Le 19 , la langue était couverte d'un
enduit blanchâtre , le pouls était très - peu
fébrile ; mais le mal de tête et l'assoupissement persistaient. J'attribuai ces deux symptômes à la présence de matières saburrales ,
et je conseillai une légère purgation pour le
lendemain. »

« Le 20, sa mère aperçut son visage couvert
de petits boutons ; elle eut la prudence de
différer l'emploi de la purgation. A midi ,
je vis le malade , que je reconnus être atteint
de la varicelle ; la purgation fut renvoyée.
Les boutons , quoique fort petits , présentaient déjà , dans leur centre , cette dépression particulière aux boutons de la petite
vérole, mais qu'on ne remarque pas aussitôt
dans ce dernier exanthème. »

« Le 21 , les boutons se multiplièrent et se
répandirent sur tout le corps ; il n'y en avait

point à la région lombaire, où se placent le plus ordinairement les boutons de la varicelle. Le soir, ils prirent la forme de pustules ; quelques-unes étaient remplies d'une sérosité blanchâtre. »

« Le 22, les pustules devinrent un peu plus blanches. »

« Le 23, elles présentaient un commencement de dessiccation. »

« Le 24, la dessiccation fut complète ; ce jour là, le malade fut purgé : il commença de prendre des alimens ; en peu de jours il fut rétabli. »

« J'avais, moi-même, vacciné ce sujet à l'âge de trois ans, et j'avais conservé le souvenir qu'il avait eu quatre boutons de vraie vaccine, dont il portait les cicatrices. »

§. VII.

Varicelle dont les boutons ont présenté la dépression et l'aréole des pustules varioliques, avec complication catarrhale.

« Bouisson (1), âgé de 17 ans, d'un tempé-

---

(1) Commis négociant, logé à la rue de l'Aiguillerie.

rament mucoso-sanguin, commença, le 15
septembre 1816, d'éprouver un dérangement
marqué des premières voies ; il avait du
dégoût, la langue couverte d'un enduit muqueux, blanchâtre, la bouche pâteuse; néanmoins, il continua de vaquer aux devoirs de
son état, et de suivre presque son régime
ordinaire jusqu'au 27 du même mois. Ce
jour là, à quatre heures du matin, il fut
pris d'un froid intense qui dura deux heures,
et qui fut suivi d'une forte chaleur et d'une
sueur abondante. Ce paroxisme s'accompagna
de courbature, de lassitudes, de malaise,
de céphalalgie et d'assoupissement ; le pouls
était fréquent, plein et tendu , et la face
très-animée. L'ensemble de ces symptômes
fournissait les signes d'une fièvre catarrhale
gastrique. (Tisane rafraîchissante, bouillons
d'herbes et crêmes de riz). »

« Le 28, la sueur se soutenait encore, le
malade avait mouillé, dans la nuit, plusieurs
chemises ; le même état dura tout le jour. »

« Le 29, le paroxisme avait cessé dans le
courant de la nuit ; le malade avait eu des
nausées. (Vomitif). Diminution des symptômes. »

« Le 30, nuit tranquille ; le matin, il survint un paroxisme, qui ne fut ni violent, ni
long ; le pouls conserva sa fréquence, mais

il était moins plein et moins dur. Ce fut pendant ce paroxisme que l'on observa une éruption de boutons rouges, qui, en même temps, se fit à la face et sur diverses parties du corps. Une épidémie de vraie petite vérole régnait alors en ville, et la nature et la violence des symptômes, qui avaient précédé cette éruption, me firent d'abord craindre que le malade n'en fût atteint. Je fis part de mes soupçons, mais avec cette sage réserve que m'inspira l'ordre de cette éruption, qui n'est pas ordinairement celui de la variole. Les parens m'assurèrent qu'à l'âge de deux mois, leur fils avait été inoculé de la petite vérole ; je reconnus les cicatrices particulières que l'on observe communément chez les sujets qui ont été inoculés. Mon malade avait eu, sur d'autres parties du corps, des pustules varioliques, dont quelques - unes avaient laissé les traces de leur existence ; ses parens me dirent qu'il n'avait pas eu la varicelle. Ces circonstances auraient suffi pour éloigner de mon esprit l'idée qu'il pouvait avoir la variole une seconde fois, si dans le mois d'août dernier je n'avais eu l'exemple d'une jeune personne qui avait la petite vérole pour la seconde fois, et si l'éruption du malade, qui fait le sujet de cette observation, n'avait été précédée des

symptômes intenses, que l'on observe souvent
pendant l'incubation de la variole ; tandis
que, chez ceux qui ont eu la varicelle cette
année, les symptômes précurseurs ont, en
général, été très-doux et très-modérés. Je
me renfermai, sans rien assurer, dans les
bornes d'une expectation prudente. »

« Le 1.er octobre, les boutons se multiplièrent, la face en était fort chargée ; ils
étaient entourés d'un cercle rouge, enflammé,
et avaient l'apparence des boutons de la vraie
petite vérole ; mais la disparition presque
totale de la fièvre, la chute brusque de tous
les autres symptômes et l'aspect blanchâtre
de quelques boutons dissipèrent en entier
mes craintes. »

« Le 2, les boutons prirent rapidement le
caractère qu'avaient montré, chez d'autres
sujets, la varicelle ; ils blanchirent, ne présentèrent point, dans leur centre, la dépression constante qu'on observe dans les pustules
varioliques. Ce jour-là, le pouls était presque
dans l'état naturel ; je permis du bouillon
de viande chaque trois heures et un peu de
vin vieux. »

« Le 3, les pustules, çà et là, se desséchaient, en même temps cette dessiccation
se manifesta aussi dans les boutons rouges. »

« Le 4, la dessiccation fut générale ; le

malade sentit de l'appétit ; je donnai un peu
de consistance aux bouillons. »

« Le 5, les pustules ressemblaient à des
verrues ; ce jour-là, le malade fut purgé et
commença de prendre des alimens légers. »

« La chute des pustules n'eut lieu que le
10. Le 15, il ne resta d'autres traces de
cette éruption qu'une tache brunâtre, sans
aucune lésion physique de la peau. »

Si cette maladie éruptive a présenté, dans
le principe, beaucoup d'intensité, on en
trouve aisément la cause dans la complication
catarrhale gastrique, qui, à elle seule, était
capable d'introduire le trouble et l'agitation
qui ont précédé l'éruption.

§. VIII.

Varicelle compliquée avec embarras
gastrique.

« Le 19 juillet 1816, la fille de M. Mon-
tels (1), âgée de 5 ans, d'un tempérament
muqueux, très-sensible et très-irritable,
présenta les symptômes suivans : anorexie,

---

(1) Marchand de toiles, logé à la rue de la
Draperie.

saleté de la langue , mal de tête , lassitudes, assoupissement, pouls fréquent et plein : on reconnaît , à ce tableau , un embarras gas-trique, accompagné d'une irritation générale. (Tisane délayante.) »

« Le 20, la malade avait eu , dans la nuit, un paroxisme , remarquable par beaucoup d'agitation. Les symptômes de la veille étaient plus prononcés ; cependant leur degré d'in-tensité ne parut pas assez fort , pour recon-naître la nécessité de recourir à d'autres moyens. »

« Le 21 , paroxisme dans la nuit ; la malade n'en était pas encore sortie , qu'on s'aperçut d'une éruption de boutons rougeâtres ; elle se fit , sans retracer l'ordre que l'on observe dans la petite vérole. Les premiers boutons se montrèrent en même temps à la poitrine , au cou , à la face et aux extrémités ; il y en avait en petit nombre , mais ils étaient répandus indifféremment sur diverses parties. Le matin , la jeune malade eut plusieurs fois des nausées (vomitif) Le soir , l'éruption fut plus considérable ; la fièvre, le mal de tête , l'assoupissement et l'agitation dimi-nuèrent sensiblement. »

« Le 22 , l'éruption fut générale ; la malade n'eut point de paroxisme ; la nuit fut très-tranquille. La saleté de la langue et un peu de dégoût furent les seuls symptômes que je remarquai ; le pouls était rentré dans l'état naturel. »

« Le 23 , les boutons prirent une apparence purulente , et l'on observa ce mode de sup-puration , établi en même temps sur des boutons de diverses parties du corps ; la malade désira des alimens , je donnai un peu de consistance à son régime. »

« Le 24, le plus grand nombre des boutons avaient pris la forme de pustules blanchâ-tres ; j'en perçai quelques - unes , d'où il découla un liquide d'un blanc sale , mal lié , et dont la consistance tenait le milieu entre la sérosité et le pus. »

« Le 25, la dessiccation commença ; elle fut rapide ; les boutons qui n'avaient pas blanchi se desséchaient aussi , en même temps que les autres ; les pustules offraient de grandes différences dans leur grosseur ; il y en avait de très - volumineuses , et d'autres qui semblaient borner leur marche au moment où celles - ci se desséchaient ; quelques - unes , enfin , disparaissaient peu de temps après avoir fait une légère saillie. La malade éprouvait d'assez fortes déman-geaisons. »

« Le 26 , les pustules étaient généralement sèches ; elles avaient une forme verruqueuse. »

« Le 27, l'embarras des premières voies indiqua une légère purgation. La chute des pustules ne commença que le 30 ; elle se fit en peu de jours. »

Cette jeune personne avait été vaccinée à l'âge de 20 mois, par M. Deidier, chirurgien, à Nismes ; elle eut trois pustules vaccinales. Ses parens se rappellent qu'on prit du virus des boutons de leur enfant pour en vacciner d'autres, qui eurent tous des boutons qui, dans leur développement, leur forme et leur durée, présentèrent tous les caractères de la vraie vaccine.

Les doutes qu'on éleva sur la nature de cette éruption m'engagèrent à faire voir la malade à M. le professeur Lordat, dont l'autorité était si capable de fixer l'opinion à cet égard ; il pensa, comme moi, que c'était une vraie varicelle.

§. I X.

Varicelle avec éruption pétéchiale.

« Amédée Durand (1), âgé de 6 ans et demi, d'un tempérament muqueux, doué

---

(1) Le fils de Mme Durand, modiste, rue du Gouvernement.

d'une mobilité et d'une sensibilité extrêmes, s'éveilla brusquement à deux heures du matin, le 24 août 1616, au milieu d'une grande émotion, causée par un songe pénible ; il tremblait de tous ses membres et jetait des cris épouvantables ; on ne parvint à rendre le calme qu'après un temps considérable. Le malade passa le reste de la nuit dans une chaleur âcre et brûlante. A huit heures du matin, je fus appelé auprès de lui, il avait beaucoup de fièvre, le pouls était fréquent et serré ; il était assoupi et se plaignait d'un léger mal de tête ; il offrait les signes d'une irritation du système nerveux, que je soupçonnai avoir, peut-être, pour cause la présence des vers. (Infusion de feuilles d'oranger, bouillons de viande alternés avec des crêmes.) »

« Le 25, les symptômes avaient le même degré de force ; le soir, on aperçut, sur tout le corps et particulièrement sur le cou, la poitrine, l'hypogastre, et aux environs des parties génitales, un exanthème de taches rouges ou pourprées, semblables à des morsures de puce ; elles ne s'effaçaient pas par la pression, et présentaient les caractères qui sont propres aux pétéchies. Quoiqu'une pareille éruption soit familière aux fièvres d'un mauvais caractère, je ne conçus aucune inquiétude sur l'état de mon malade ; j'étais rassuré par l'ensemble des symptômes, qui n'avaient rien d'alarmant. »

« Le 26, même état, mêmes remèdes. »

« Le 27, hémorragie nasale dans le courant de la matinée ; quelques heures après, éruption d'une autre espèce ; elle était formée de boutons rouges, bien distincts des autres. On commença d'en observer au bras droit et à la face ; il en parut un fort large au pouce de la main droite, il s'éleva dans l'espace de quelques heures, et avait le volume d'un très-gros bouton de petite vérole. Ces boutons se multiplièrent avec tant de rapidité, que le soir ils furent répandus sur toutes les parties du corps ; ils étaient surtout nombreux au visage et aux lombes. On voyait que la disparition des pétéchies avait lieu en même temps que ces boutons se montraient ; la chaleur, la fièvre et le mal de tête diminuaient considérablement ; l'amendement sensible dans les symptômes m'engagea à supprimer l'usage de la potion. »

« Le 28, la malade eut une nouvelle hémorragie nasale qui, comme la première, fut modérée ; il sortit encore un grand nombre de boutons, et la diminution des symptômes fut plus grande. »

« Le 29, les boutons commençaient à perdre

l'intensité de leur couleur rouge, et étaient devenus plus gros ; la fièvre avait totalement disparu ; la tête était libre et la température de la peau naturelle ; le malade avait de l'appétence, la langue était nette, je donnai plus de consistance au bouillon, et un peu de riz ; il resta levé tout le jour. »

« Le 3o, un grand nombre de boutons était déjà rempli d'un liquide blanc ; j'en perçai trois ou quatre, il en sortit une humeur qui avait la couleur et la consistance d'un pus un peu clair. Le malade prit quelques alimens. »

« Le 31, la majeure partie des pustules blanchissait ; ce jour-là, le régime fut encore augmenté ; il fut à peu de chose près aussi fort qu'en santé. »

« Le 1.er septembre, la dessiccation des pustules commençait d'une manière fort irrégulière. »

« Le 2, les pustules se desséchaient avec rapidité ; j'observai très-exactement, sur ce malade, que les pustules, qui n'avaient pas blanchi, se desséchaient également, passaient du rouge au brun, et présentaient la forme d'une croûte dure et verruqueuse. »

« Le 3, la dessiccation fut générale. »

« Le 4, certaines croûtes commençaient à se détacher ; en cinq ou six jours, il n'en restait aucune, et l'on voyait seulement des taches livides sur l'espace qu'elles occupaient, sans enfoncement de la peau. »

« Cet enfant avait été vacciné à l'âge de 6 mois, par M. Balaguier, chirurgien distingué, et dont la pratique habile laissera des souvenirs honorables; il s'était assuré que ce sujet avait eu la vraie vaccine. Il y avait encore à chaque bras trois cicatrices, avec cette forme propre à la vraie vaccine. »

§. X.

Varicelle gangréneuse.

« Bouet (1), âgée de quatre mois, d'une constitution forte, grosse et très-fraîche, parut un peu indisposée le 8 octobre 1816. Elle avait de l'agitation; son sommeil était souvent troublé; sa face animée; la température de la peau plus haute; elle vomit, fréquemment dans la journée, le lait mêlé de mucosités. »

« Le 9, elle présenta une éruption de boutons qui parurent, sans aucun ordre, sur

---

(1) Fille de M. Bouet, conducteur de diligence, logé place Brandille.

toutes les parties du corps ; la malade avait toujours des vomituritions et un peu de fièvre (léger vomitif qui évacua une grande quantité de matières muqueuses, et fit pousser aussi quelques selles). Le soir, l'éruption fut plus considérable ; la fièvre et les autres symptômes sensiblement diminués ; je conseillai seulement un peu d'eau sucrée, aromatisée avec l'eau de fleur d'orange. »

« Le 10, l'éruption fut générale, et les pustules furent remplies d'une sérosité limpide, elles étaient en tout semblables à celles de la varicelle la plus régulière ; la malade avait toujours de la fièvre. »

« Le 11, l'éruption présentait les mêmes caractères ; le pouls fut plus fréquent ; il y eut un peu d'assoupissement. »

« Le 12, plusieurs boutons furent gangréneux, entourés d'un cercle d'un rouge intense et très-étendu ; la fièvre était plus forte ; la chaleur et l'assoupissement plus considérables. Le caractère des pustules présentait tous les signes d'un état adynamique, que je m'empressai de combattre par les acides et le camphre ; je prescrivis une potion avec le sirop de limon, la liq. min. et anod. d'Hoffman, le camphre et l'eau de menthe ; limonade vineuse pour tisane. »

« Le 13, le pouls était faible ; la face pâle ;
la voix rauque ; la majeure partie des pustules avait l'aspect gangréneux ; les autres
étaient remplies d'une matière purulente,
elles étaient blanchâtres, déprimées dans leur
centre comme de vrais boutons de variole ;
la jambe droite était très-engorgée, rouge, et
semblait dans un état érysipélateux ; j'ajoutai
à la potion de la résine de quinquina. »

« Le 14, les symptômes, qui exprimaient
l'atonie, étaient plus prononcés ; les yeux
étaient à demi ouverts ; la respiration laborieuse ; la voix plus altérée ; le pouls
rapide ; la jambe était livide, et semblait
menacer de gangrène. Cet état m'inspira
de grandes craintes ; j'augmentai les doses
des médicamens antiseptiques ; je fis appliquer sur la jambe affectée des compresses,
trempées dans la décoction de fleurs d'ar-
nica et de sureau, aiguisée d'alcool camphré.
La malade ne têtait plus depuis deux ou
trois heures du matin ; je lui ordonnai des
crèmes de riz, aromatisées avec du zeste
de citron et de l'eau de fleur d'orange. »

« Le 15, les forces parurent se relever ;
les symptômes perdirent un peu de leur intensité ; mêmes moyens. »

« Le 16, l'amélioration fut sensible ; la
jambe n'avait plus la même couleur ; elle avait

páli en quelques endroits ; l'engorgement avait beaucoup diminué ; les forces étaient en meilleur état ; le pouls ne s'écrasait plus par la compression ; la figure se ranima, et la respiration était plus libre ; les pustules se desséchaient ; une pellicule noire se détachait de celles qui étaient gangréneuses. On observait une séparation bien établie entre cette partie et le cercle rouge qui les entourait ; la malade reprit le sein de sa mère ; je la remis à sa première potion camphrée et à sa limonade vineuse. »

« Le 17, la dessiccation fut générale ; le pouls était encore fréquent, mais plus fort ; la séparation des pellicules gangréneuses faisait des progrès ; je ne prescrivis qu'un peu de vin et de l'eau sucrée. »

Le 18, plusieurs pellicules noires étaient en entier détachées ; le tissu réticulaire paraissait intéressé, le point de l'organe cutané qu'elles occupaient, était profond ; les pustules qui avaient blanchi, étaient sèches et dures ; la jambe avait presque repris sa couleur et son volume ordinaires ; il n'y eut point dans cette partie la desquammation propre aux affections érysipélateuses ; le pouls était presque dans l'état naturel. »

« Le 19, la chute des pustules gangré-

neuses se faisait avec rapidité, et du soir
au lendemain la plaie qu'elles laissaient se
séchait. »

« Le 26 , purgation qui ne produisit que
de légères évacuations alvines ; quelques
jours après, rétablissement parfait. La chute
entière des pustules n'eut lieu cependant
que le 3oᵉ. La malade a été marquée par
cette éruption sur toutes les parties , où
étaient les pustules gangréneuses. »

« Cet enfant avait été vacciné par M.ˡˡᵉ
Bourrely accoucheuse, à l'âge de deux mois.
Les boutons avaient offert tous les carac-
tères de la vraie vaccine. »

« Quelques circonstances , déduites de la
durée de la marche de cet exanthème , de
la forme des boutons et de la gravité de la
maladie, pourront inspirer l'idée que cette
éruption doit être considérée comme une
variole. Mais on répondra, je pense, d'une
manière victorieuse aux objections que cette
observation pourrait provoquer , en attri-
buant la durée ou la prolongation de cette
varicelle à la complication adynamique et
gangréneuse. L'expérience ne dépose-t-elle
pas en faveur de cette allégation ? Des faits
analogues dans la petite vérole, prouvent que
tous les modes de complication la portent
au-delà du terme fixé par l'observation à ce

genre de phelgmasie. Ce qui est incontes-
blement admis pour la variole, peut l'être
pour la varicelle. Quelle a été d'ailleurs sa
durée? Six jours. Pourrait-on raisonnable-
ment penser qu'une variole gangréneuse
serait parvenue à sa dernière période dans
un aussi court espace? »

« La forme déprimée des boutons ne saurait
présenter une raison plausible. Ce symptôme
n'est pas exclusif à la variole, puisque dans
l'épidémie de cette année, on l'a observé souvent dans les varicelles les plus caractérisées
et de la plus courte durée. »

« Il ne manquera rien à l'exactitude de ce
diagnostic, si on fixe l'attention sur un des
symptômes les plus constans de la variole,
même la plus bénigne ; je veux parler de
la fièvre de suppuration , qui ne s'est pas
montrée dans cette maladie, malgré la gravité
qu'elle a présentée jusqu'au quatrième jour. »

§. X I.

Varicelle qui simule la variole légitime par sa durée (1).

« Victoire Cronier jouissait d'une bonne santé, lorsque le 15 germinal, quarante-six jours après sa vaccination, et sans que l'enfant, la veille non plus que le jour même, eût éprouvé ni fièvre ni malaise, il lui survint, à la partie latérale droite du cou, une petite vésicule, que les parens regardèrent d'abord comme une brûlure. Cette espèce de phlyctène qui s'était formée tout-à-coup, s'ouvrit dès le lendemain, se remplit plusieurs fois, et se vida de nouveau. »

« Le jour qui suivit cette première éruption, 16 germinal, sans fièvre précédente également, et sans aucun accident précurseur, il se manifesta, à la vulve de l'enfant, deux autres pustules, qui s'ouvrirent par l'effet d'un léger frottement, tandis qu'on lavait la partie malade ; et deux jours après, elles ne laissèrent d'autres traces qu'un peu de rougeur. »

---

(1) Obs. tirée du *rapport de la commission de vaccine, séante au Louvre. Journ. gén. de méd., tom. XI, pag.* 132.

« Le 19 germinal, trois jours après ces deux premières apparitions consécutives, il en survint une troisième. La petite fille, revenant de l'école vers le soir, fut prise d'un peu de fièvre qui augmenta dans la nuit, et persévérait encore le lendemain avec assez de force. La malade était altérée, on lui donna de l'eau rougie avec du sucre, elle vomit; elle rendit également, dans la journée, de l'eau de fleurs de sureau qu'on lui fit boire. Ce fut ce même jour, 20 germinal, que se compléta la troisième éruption, laquelle avait commencé dès la veille au matin, et par conséquent avant la fièvre. Des boutons conformes à la description qui précède, proéminaient de loin en loin sur la poitrine, aux cuisses, au front, au palais. »

« Le 21, 3.e jour de cette 3.e éruption, la fièvre avait entièrement cessé, et les petites vésicules étaient, les unes à demi-éteintes, les autres déjà presque sèches; quelques-unes, celles du front notamment, en suppuration. Le 22, quatrième jour de l'éruption, les boutons paraissaient, pour la plupart, desséchés, et le reste flétri; la malade était dans l'état le plus satisfaisant. Ce même jour, 22 germinal, le citoyen Thouret et quelques autres médecins se transportèrent chez Cronier; ils explorèrent soigneusement l'état de la petite malade, et prononcèrent qu'elle n'avait pas la petite vérole. Pour ne laisser subsister aucun doute à cet égard, ils chargèrent des lancettes de la matière de cette éruption, et l'inoculèrent à quatre sujets, chez qui il ne s'est manifesté aucune apparence de travail. Le lendemain 23, le citoyen Thouret retourne chez Cronier, et y conduit un enfant, auquel il inocule, sur le lieu même, et en présence d'un prôneur de cette prétendue petite vérole, l'humeur contenue dans les pustules. Le succès est le même que chez les quatre premiers. »

Le reproche que l'on a fait, à la vaccine, à Montpellier, dans notre épidémie, n'est point nouveau. La méprise du peuple et les incertitudes des médecins par rapport à certaines varicelles, a eu lieu plus d'une fois depuis cette belle découverte. M. Husson, dans ses *recherches historiques et médicales sur la vaccine*, rapporte, *pag. 138*, que pendant les premières chaleurs de l'an IX et de l'an X, on observa la petite vérole volante en même temps que la vaccine, et plus ou moins de temps après sa terminaison. A cette époque, la constitution était éruptive et imprimait à toutes les maladies son caractère épidémique; plusieurs personnes cru-

rent alors apercevoir des éruptions vaccinales;
d'autres publièrent que la petite vérole attei-
gnait des individus précédemment vaccinés
(voyez dans le *journal de médecine* de MM.
Corvisart, Leroux et Boyer, tom. IV, la
lettre de M. Vaume, pag. 378; et la réponse
du comité central, *pag. 389 ;* voyez aussi
l'ouvrage de M. Goitz , *De l'inutilité et
des dangers de la vaccine* , ouvrage dans
lequel tous les faits avancés primitivement
par M. Vaume, et prouvés faux par le comité,
sont encore reproduits).

A Paris comme à Montpellier, l'on élevait
les mêmes doutes, les mêmes questions ;
l'on tombait quelquefois, si l'on veut, dans
les mêmes erreurs; d'où il faut conclure,
d'un côté, que celles-ci ne sont pas aussi
faciles à éviter que le prétendent certains
médecins; et de l'autre, que les faits de
ce genre ne sont pas aussi probans contre la
vaccine qu'on veut le croire. Toutes les fois
qu'il a paru des épidémies marquées par une
constitution éruptive très-forte, on est tombé
dans les mêmes incertitudes. On ne peut
pas nier, en effet, d'après l'opinion de tous
les grands observateurs , qu'il existe des
constitutions éminemment éruptives , dans
lesquelles les exanthèmes sont plus générale-
lement répandus , plus fortement dessinés ,

plus souvent compliqués , et rapprochés
les uns des autres ; de telle sorte qu'il
est plus difficile de les distinguer que dans
les temps ordinaires. Ce fait , à l'appui
duquel il est inutile de rapporter des autorités , s'applique naturellement à ce qui
a eu lieu durant notre épidémie , et peut
rendre d'autant plus raison de ce qui s'y est
passé , que la variole légitime elle - même
était anomale , irrégulière et tronquée. La
même chose a eu lieu à Genève , dans
une épidémie de varioles (voy. la *biblioth.*
brit.) ; à Bordeaux (voy. le *procès-verbal*
de la soc. de méd.).

Dans tous ces pays, comme chez nous , il
y eut des médecins qui , sur un rapprochement vague des boutons de la varicelle avec
ceux de la vaccine , admirent que l'éruption
était vaccinale. Mais comme dans tous ces
pays , ainsi qu'à Montpellier , les vaccinés
ne furent pas les seuls qui présentèrent cette
éruption, et que ceux qui ne l'avaient jamais
été n'en furent pas exempts dans certains cas ,
il faut bien nécessairement admettre que
l'on s'est mépris dans le diagnostic.

En médecine, comme dans toutes les autres
sciences , et plus que dans celles-ci , il ne
faut pas se contenter d'un rapprochement
vague et indéterminé , il faut que les objets

se touchent par plusieurs points ; autrement
il n'est point de maladie qu'il ne fût permis
de confondre avec telle autre que l'on voudrait, si l'on n'était pas assez difficile.

II. Prouvons maintenant qu'il existe des
observations bien constatées de récidives de
varioles, et que c'est dans cette série de
faits que rentre le petit nombre de nos vaccinés qui ont eu réellement la petite vérole
légitime. Les récidives ont été niées, il est
vrai, par plusieurs médecins ; mais elles ont
été admises par d'autres, qui même se sont
cru autorisés d'exagérer leur fréquence (De
Haën). On peut dire sous quelques rapports
que la plupart dans les deux partis ont eu
également tort et raison ; les uns insistaient
trop sur une loi générale, dont les autres
faisaient trop valoir l'exception. Comme cette
vérité pratique est encore combattue par
plusieurs médecins, et qu'elle est d'un très-
haut intérêt pour la vaccine ; nous allons
citer quelques-uns des faits les plus propres
à l'établir. Nous commencerons par rappeler
les observations de ce genre, que De Haën
ne manquait pas d'accumuler, lorsqu'il se
déchaînait contre l'inoculation avec cet em-
portement qui déshonora trop souvent son

génie. Nous discuterons cependant en passant les autorités qu'il invoque ; nous croyons devoir être un peu plus difficiles que lui.

Amatus Lusitanus (*Curat. med. centur. III, curat. 15*) raconte qu'en 1551, dans une épidémie de varioles qui régna à Ancône, *tous* les enfans et même quelques personnes âgées, qui avaient eu autrefois cette maladie, en furent attaqués de nouveau. On vit la même chose, cette année-là, à Alckmaar. On serait tenté de croire qu'il ne s'agit ici que de la petite vérité volante, lorsque l'auteur dit que *tous* les enfans, qui avaient éprouvé déjà la variole, furent dans le cas de la récidive. Depuis qu'on observe en Europe avec plus de soin, on n'a peut-être jamais parlé d'une épidémie marquée par un tel caractère de généralité dans les récidives.

Le fait invoqué par Forestus, paraît plus admissible. Ce grand médecin rapporte qu'à Delft, en 1762, il régna une épidémie de petite vérole, qui affecta *des* personnes âgées qui avaient déjà eu cette maladie. *Lib. VI, obs. 46.* Il ne doute pas, pour son compte, qu'on ne puisse avoir deux fois la petite vérole ; il ajoute même l'exemple de son propre fils, et affirme que beaucoup d'autres *(multi alii)* ont été dans ce cas *(sœpè recrudescere solent)*.

« J'en ai vu *plusieurs*, dit Pierre Borel, dans sa *centurie III*, n.º 10, qui n'ont jamais eu la petite vérole, et d'autres qui n'en ont eu que deux ou trois boutons ; enfin j'en ai vu qui l'ont eue deux ou trois fois, même dans leur vieillesse ; mais aucun de ces exemples ne m'a paru aussi remarquable que celui d'une femme française, de Boulogne, qui, ayant eu sept fois cette maladie, en fut à la fin emportée à sa cent dix-huitième année. »

Cette dernière observation ne pourrait-elle pas faire suspecter la vérité de toutes les autres du même auteur ? Mais hâtons-nous de multiplier les faits, c'est le moyen unique de porter la conviction dans les esprits les plus sceptiques, et de nous préserver nous-mêmes de toute espèce d'illusion.

Diemerbroëck rapporte l'histoire suivante : « Roger Schorer, garçon, de quatorze ans, fils aîné de mon hôte Isaac Schorer, fut attaqué de la petite vérole au mois de septembre, et l'eut en abondance. Lorsqu'il fut convalescent et au quatorzième jour de la maladie, son frère Isaac, âgé de douze ans, en fut atteint ; comme ce dernier était à son seizième jour, leur sœur Marie qui avait dix ans, la prit à son tour ; et cette dernière étant à son quatorzième jour, la

petite vérole couvrit tout le corps de sa
sœur Mathilde, âgée de huit ans. Cependant
les deux garçons entièrement rétablis, sortirent de la maison. Vingt jours s'étant écou-
lés depuis que la cadette avait gardé la
chambre, Roger gagna une seconde fois la
maladie. Lorsqu'il en fut presque entièrement guéri, le même accident arriva à Isaac;
ce dernier étant presque rétabli à son tour,
Marie la reprit, et trois semaines ensuite,
Mathilde en fut encore atteinte : de sorte que
la petite vérole, qui la première fois avait
commencé selon l'ordre des âges, suivit,
quelque temps après, le même mode de propagation, et n'en prit jamais deux à la fois.
Il est digne d'observation qu'aucun de ces
quatre sujets n'en fut marqué; ce qui doit
être attribué en grande partie aux soins continuels que je pris d'eux; car demeurant
dans la même maison, j'eus le loisir de les
voir en tout temps. »

Diemerbroeck ajoute que, chez ces quatre
personnes, l'éruption fut *très-abondante*.
l'on s'étonnera peut-être de trouver quatre
exemples de récidive de petite vérole dans
la même famille; mais cette singularité,
qui ne suffit pas pour faire rejeter un fait
rapporté par un si grand observateur, qui
l'a suivi d'ailleurs avec tant d'exactitude,

pourrait s'expliquer par une idiosyncrasie, propre à une famille entière ; c'est ainsi que la plupart des praticiens ont vu que tous les membres de certaines familles avaient une variole très-légère ou très-grave ; que dans d'autres cas, aucun d'eux n'éprouvait la petite vérole (1). Ce n'est pas seulement par les traits extérieurs et par l'organisation physique, comme on pourrait le croire, que les parens se ressemblent entre eux ; c'est encore par les modifications les plus secrètes de leur vitalité, comme par les nuances les plus individuelles de leur caractère.

« Nous en avons vu plusieurs dans ce temps-ci, ajoute encore Diemerbroeck, qui, après avoir eu la petite vérole avec une très-grande quantité de boutons, ont repris la même maladie, lorsqu'à peine ils en étaient rétablis, et souvent même avec une quantité encore plus considérable de boutons. Il y en a eu aussi quelques-uns qui, dans l'espace de six mois, ont eu jusqu'à trois fois cette

---

(1) Juvanelli cite l'exemple de trois sœurs qu'il traita en même temps de la petite vérole qu'elles avaient pour la seconde fois. Un médecin instruit avait suivi exactement la première éruption, et l'avait déclarée légitime.

maladie, et cela à un très-fort degré, ce qui cependant est plus rare, principalement dans un espace de temps aussi court. »

« J'ai vu des individus, dit Fréderic Decker (*exercit. pract.*), qui ont eu deux ou trois fois la petite vérole. Une femme avait éprouvé, dans son bas âge, cette maladie, et en était si horriblement marquée, qu'on l'appelait communément *le remède contre l'amour.* Parvenue à l'âge de 50 ans, elle en fut de nouveau attaquée pendant une épidémie, et tellement changée à son avantage, que toutes les dames qui en sont défigurées, voudraient, je pense, l'avoir, à ce prix, une seconde fois. Mais cela ne réussit pas toujours, ajoute bonnement cet auteur, car j'ai connu une fille qui, après l'avoir eue cinq fois, en est toujours devenue plus laide, de façon même à n'oser plus se montrer ; elle fut enfin emportée par une très-mauvaise espèce de petite vérole, qu'elle eut pour la sixième fois. » L'histoire de cette fille, qui dut le rétablissement de sa beauté à une récidive de petite vérole, peut paraître un peu suspecte, et l'on peut croire qu'elle a été, pour le moins, embellie. Aussi permettons-nous des doutes aux incrédules. Quant à l'autre fille, qui a eu six fois la variole, on peut bien présumer qu'il y a eu

quelque varicelle sur le nombre de ces prétendues récidives ; mais il n'est guère permis
de contester le fond de cette observation,
et ne faudrait-il pas être un peu trop décidé
à tout nier pour ne pas admettre, pour le
moins, dans ce cas, deux varioles bien con-
ditionnées.

Juncker rapporte, dans sa *pratique médi-
cinale*, l'histoire d'une personne, qu'il trai-
tait actuellement d'une seconde petite vérole,
et qui avait eu autrefois cette maladie, de
sorte qu'elle en conservait de bonnes marques
sur le visage, lorsqu'elle en fut attaquée
pour la seconde fois.

Hoyer dit avoir observé *plusieurs fois
(multoties observavi)* de triples récidives
de variole.

Stalpart - Vander - Wiel nous apprend,
dans son recueil d'*observations rares (cent.
II , part. I , n.º 42)*, qu'en 1682 , deux
enfans eurent, à la Haye, une petite vérole
de bonne espèce, et qu'au bout de trois
semaines, la petite vérole étant desséchée,
le cadet en fut de nouveau atteint, de telle
sorte qu'il en fut couvert, et qu'il eut dix
fois plus de boutons que la première fois.
Cet auteur fait, en passant, une observation
qui nous paraît extrêmement importante,
et qui pourrait, peut-être, expliquer pour-

quoi, dans certains pays, on se montre plus
difficile à admettre les récidives de petites
véroles que dans d'autres. « Il est certain,
dit-il, que la variole est plus rare en Espagne
et en Italie que dans tout le Nord de l'Europe ;
chez nous (en Hollande), les mêmes personnes l'ont quelquefois à plusieurs reprises.»

Sidobre, docteur de la faculté de Montpellier, répéta cette même proposition dans
un traité fort estimé dans le temps ; « il est
très‑sûr, disait‑il, que les Italiens, les
Espagnols, les Portugais, et même les habitans du Languedoc, n'ont, pour la plupart,
qu'une seule fois cette maladie ; mais que
les peuples qui se rapprochent du Nord,
comme les Suédois, les Danois, les Anglais,
et même les Parisiens, l'ont souvent deux,
trois, et quatre fois dans leur vie. »

Il faut donc ici faire l'application d'un
principe, qui n'est que trop incontestable
pour tous les médecins philosophes, savoir :
que la petite vérole, comme toutes les autres
maladies, varie selon les grandes différences
des climats, comme selon les tempéramens
des individus, et selon le régime, la manière
de vivre des peuples, etc. Il en serait donc
de la variole comme de l'affection syphi-
litique, qui, dans le Nord, est marquée
d'un caractère plus grave et plus intense

que dans le Midi. C'est ainsi que l'on a constaté que, comme pour la syphilis, la petite vérole qui paraît chez un peuple encore vierge de ses terribles impressions, est tout autre que celle qui a lieu chez un peuple qui a déjà vieilli, si nous osons le dire, dans des habitudes varioliques.

La petite vérole des peuples Sauvages ne serait pas peut-être encore la même que celle des peuples civilisés, du moins c'est ce que l'on serait tenté de conclure, d'après les observations curieuses du docteur Lichtenstein, qui a découvert l'existence, peut-être primitive, de cette maladie chez les Sauvages de l'Afrique méridionale. Les différences qu'elle présente selon lui sont : 1.º la grande durée du stade de l'éruption ; 2.º l'absence totale des symptômes nerveux ; 3.º le peu d'intensité de la fièvre générale et de l'inflammation locale de la pustule ; 4.º le caractère peu dangereux de la maladie, puisqu'elle n'enlève que quatre à cinq individus sur cent. Les Bentjuans prétendent que non-seulement toutes leurs épidémies sont bénignes, mais aussi qu'elles le sont d'autant plus qu'elles reparaissent plus souvent. M. Lichtenstein est entré, à ce sujet, dans des détails très-intéressans, desquels il résulte que la bonne constitution des Sauvages , que leur vie simple , et peut - être *les froids secs* qui , pendant la nuit , règnent de l'autre côté du T'kai-Garieb , sont les principales causes de cet avantage.

Qu'on nous permette de demander , à cette occasion , pourquoi les nosographes ne traceraient-ils pas l'histoire des maladies d'après des vues plus larges qu'ils ne le font communément ? Ne devraient-ils pas , après avoir présenté le tableau de la maladie sous ses formes les plus générales , et en quelque sorte constitutionnelles , la peindre avec soin dans toutes les nuances, dans toutes les modifications que lui impriment les différens climats ? Ne serait - ce pas le meilleur moyen à mettre en usage pour acquérir des notions complètes et proportionnées à la variété des productions de la nature , pour multiplier les points de comparaison entre les maladies , et s'affranchir de toute espèce de préjugés *nationaux* : car , la médecine, comme la morale , la religion et la politique , a aussi les siens, et ce n'est qu'en considérant les choses sous toutes leurs faces que l'on parvient à dissiper les uns comme les autres ? Mais revenons à notre sujet , dont nous nous plaisons à nous écarter quelquefois , comme pour délasser

le lecteur des détails, toujours un peu ennuyeux, de la froide et austère observation.

Une personne avait eu une petite vérole
si abondante, qu'elle en avait été couverte
depuis la tête jusqu'aux pieds; néanmoins,
après que les croûtes furent tombées, il
survint une nouvelle éruption non moins
forte que la première *(Mayerne, app. prax.
med.)*; « je l'ai vue de mes yeux, ajoute
l'historien, et elle en revint parfaitement. »

Triller rapporte trois exemples de récidive; l'un pris de ce qui lui est arrivé à
lui-même; l'autre, d'une dame qu'il a vue
dans la petite vérole, qui, la seconde fois,
fut des plus graves; et le troisième, d'un
cas qui ne lui est parvenu que sur le rapport
d'autrui.

Berhens *(vol. I, act. phys. med. N. C.
pag. 133)* témoigne que ce n'est point extraordinaire, en Allemagne, qu'une personne ait plusieurs fois la petite vérole;
« aussi, dit-il, je l'ai eue, moi, trois fois
dans ma jeunesse, et *à chaque reprise avec
bien du danger.* « A quoi il ajoute un peu
après : « que bien de gens *(multi)* n'ont
jamais eu cette maladie. »

Kannegiesser, dans les mêmes actes, *(vol.
XII, obs. 7),* rapporte que, tandis que quelques jeunes gens étaient attaqués d'une petite

vérole d'espèce assez bénigne, leur sœur, qui l'avait eue très-confluente deux ans auparavant, l'eut pour la seconde fois, mais d'une manière si terrible, que personne ne pouvait se flatter qu'elle en revint; cependant, après que ces boutons furent desséchés, il lui survint encore une nouvelle petite vérole qui eut régulièrement ses périodes.

« L'hiver de 1758, j'ai vu, de mes yeux, dit De Haën, un jeune homme de 17 à 18 ans, attaqué d'une seconde petite vérole *très-violente*. Dans son enfance, il avait eu cette maladie, et il l'avait eue si forte, qu'il en portait, sur le front et sur le nez, des marques qui le défiguraient; cependant il en fut couvert la seconde fois, de sorte que je n'ai guère vu personne en avoir davantage; néanmoins, les traces de la première petite vérole furent très-reconnaissables pendant le cours de la seconde, et surtout lorsque les boutons étaient encore petits. Au reste, il fut guéri sans aucune mauvaise suite. »

Macneven O Kelly avait communiqué à De Haën, un cas analogue. « En entrant chez un bourgeois pour y voir un enfant, qui avait la petite vérole, il fixa tout de suite une servante, qui portait cet enfant sur les bras, et la regarda, en quelque sorte, avec plus d'attention que l'enfant même; la servante, qui s'en aperçut, rit sous cape de la prétendue simplicité d'un médecin, qui prenait, pour des pustules de petite vérole, quelques boutons qu'elle avait sur le visage, et qui, suivant elle, ne provenaient que de l'application continuelle de la tête de l'enfant sur cette partie de son corps : elle demanda, enfin, à M. Macneven, s'il n'apercevait donc point les vestiges que cette maladie, qu'elle avait eue autrefois, avait laissés sur son visage. Malgré cela, cette fille devint malade, l'éruption se fit avec beaucoup de violence, fut générale, et n'épargna pas même la plante des pieds, quoiqu'elle fût très-calleuse, parce que cette servante marchait toujours nus-pieds. Le mal eut ses périodes ordinaires, les boutons furent extrêmement sensibles, et causèrent à la malade une douleur extraordinaire ; elle en revint néanmoins. Cette seconde attaque fut, au reste, moins violente que la première qu'elle avait essuyée. »

Il est à remarquer qu'on ne fait pas mention ici de la fièvre de suppuration ; si elle n'a pas eu réellement lieu, ce cas pourrait se rapprocher peut-être des varioles locales avec éruption générale, dont nous avons parlé dans le chapitre III, pag. 65.

« On amena, chez moi, continue De Haën, un garçon de 8 ans, devenu étique depuis 3 ans , à la suite d'une petite vérole très-mauvaise , et qui avait été négligée. Heureusement il s'était formé un abcès au côté de la poitrine, et cet abcès ayant été ouvert, il en sortait , depuis quelques mois , une quantité de pus , qui , de jour en jour, rétablissait la santé du malade. Cependant quelques semaines se passèrent, pendant lesquelles on cessa de me l'amener ; il reparut enfin , et comme je demandais la raison de cette interruption , on me répondit qu'il avait eu la petite vérole volante. Je me fis , là-dessus , rapporter exactement l'histoire de la maladie ; et tout ce qu'on m'en dit me fut confirmé par un habile chirurgien , qui avait soigné l'enfant pendant la petite vérole , qu'il assurait être *volante* , parce que , disait-il , il n'était pas possible qu'une même personne eût deux fois la véritable. Voici , au reste , mot à mot , ce qu'on me rapporta à ce sujet , et ce que je me fis répéter deux à trois fois. Après une fièvre *de trois à quatre jours* , *l'éruption se fit ;* l'enfant eut peu de boutons sur le visage ; il en eut davantage sur la poitrine ; ils furent remplis d'un pus délié ; *ils ne commencèrent à se dessécher qu'au bout de huit jours* , et ce ne fut que trois ou quatre jours après que les croûtes tombèrent. Peut - on douter que ce ne soit là

une petite vérole bien réelle et bien caractérisée ? Quant à la première dont cet enfant
avait été attaqué, il en portait des marques
parlantes : il est, au reste, très-probable
que la seconde a été rendue bénigne par
l'ancien ulcère, qui ne discontinua point
de fluer pendant le cours de la maladie. »
La durée de cette seconde éruption nous
porterait à croire qu'elle était réellement
de nature variolique ; le caractère délié du
pus, ainsi que l'éruption plus abondante
sur la poitrine que sur la face, tendraient
à la rapprocher de la varicelle.

Sarcone dit qu'il n'est pas très-rare, à
Naples, de voir le même individu atteint
plus d'une fois de la variole, même confluente, et il s'appuie de l'autorité de Mosca.
(*hist. rais.*, tom. *I*, pag. *90*).

Burserius, qui admet, sans nulle contestation, les récidives de variole, cite un très-
grand nombre d'autorités à l'appui de cette
vérité (*inst. med.*, tom. *II*, §. *CLXIII* et
§. *CLXIV*, pag. *157*). Nous rappellerons
les plus remarquables.

Cœsar Marescot (*de variol.*, pag. *128*)
parle de deux enfans, dont l'un éprouva la
variole deux fois, et l'autre trois.

Van-Doeveren a vu de doubles et triples
récidives ; il cite, entr'autres, l'exemple de

sa femme qui , neuf ans après avoir eu la
variole une première fois, l'eut une seconde,
et il invoque le témoignage de plusieurs médecins recommandables, qui suivirent avec
lui la maladie. Il rappelle qu'un enfant,
soigné par Edingius en 1754, fut repris de la
petite vérole en 1759 ; et enfin , il rapporte
un dernier exemple , qui lui a été fourni
par un médecin, qui jusque - là avait nié
absolument les récidives.

Servans Van de Copello a vu trois exemples
de récidives. Aaskow en a noté un cas.
Théopile Méza en a observé un autre.

Targioni a vu une femme qui eut deux
fois la variole en 1775 ; et l'année suivante,
il publia une autre histoire de ce genre.
Hercule Lilius fit connaître , dans tous
leurs détails , deux observations de récidives.
Azzoguidius a donné deux cas anologues.
Michaëlis Girardi en a rapporté plusieurs.
Et enfin , nous avons l'exemple mémorable
de Louis XV , qui avait eu d'abord la petite
vérole à 14 ans, et qui en mourut à 64.

M. Jadelot fut appelé par M. Baudot,
chirurgien de M.gr le Prince de Condé,
pour constater la nature d'une maladie éruptive , dont se trouvait atteinte une petite
fille de 9 ans ; il la reconnut sans peine pour
être la variole, dont elle suivit effectivement

la marche ; cependant, l'année précédente, le même chirurgien avait traité cet enfant d'une petite vérole, également bien caractérisée, qui avait parcouru ses périodes avec régularité, laissant après elle des traces de son existence.

« Pendant une pratique de 33 années, dit M. Méglin *(bib. méd., t. XLI, p. 209),* j'ai eu lieu d'observer quelques récidives de varioles vraies ; je me contenterai de citer deux faits, qu'on peut vérifier encore aujourd'hui, puisque les sujets existent. L'un est Mme de Mahler, de Delémont, département du Haut-Rhin, laquelle, après avoir eu, dans son enfance, une petite vérole vraie, dont elle portait des marques évidentes, a été attaquée une seconde fois de cette maladie, qu'elle a gagnée de ses enfans : *elle en fut dangereusement malade.* »

« Le second est celui de Mme Roget, née Bourste, épouse du général Roget. Cette dame a eu, en bas âge, la petite vérole confluente, dont elle fut assez mal traitée et profondément gravée ; les cicatrices, très-multipliées, avaient parfaitement le caractère de celles de la variole, désigné par le docteur Hamly de Berlin, c'est-à-dire, des inégalités ou des déchirures anguleuses qui se remarquent dans la circonférence de la cicatrice. A l'âge d'environ 3o ans , Mme Roget fut atteinte de nouveau d'une variole vraie *confluente*, *ainsi que deux de ses enfans*, *dont l'un mourut*. Mme Roget *courut le plus grand danger ;* elle eut des suffocations, un délire violent, des symptômes enfin , qui exigèrent la saignée du pied dans le fort de l'éruption : plusieurs vésicatoires furent appliqués ; j'employai, dans la période de la suppuration , une forte décoction de quinquina , acidulée avec l'acide sulfurique, le même acide mêlé avec le sirop de violette, et l'eau pour boisson ordinaire, le camphre, le nitre , etc. Enfin , Mme Roget eut le bonheur d'échapper , au bout de quelques semaines, à cette cruelle maladie, dont sa figure fut fort mal traitée : *jamais varioleux n'a présenté une face plus hideuse ; le nez était entièrement criblé*, *et avait l'apparence d'une énorme truffe*, *les boutons varioleux y étaient profondément incrustés ; à la moindre pression*, *le pus sortait par les cavités nasales*. Il me semble qu'il est bien difficile de nier que Mme Roget ait eu une récidive de variole vraie , qui , chez elle , a été chaque fois confluente, et a laissé des traces profondes de son existence. S'il m'était permis de parler de moi, je dirais, sur la foi de mon père, médecin instruit, très en

crédit et bon observateur, que je suis, moi-
même, un exemple de récidive de variole
vraie. »

Le docteur Laudun a observé, en 1812,
à Lyon, un cas de récidive de petite vérole
chez une jeune fille, qui avait déjà éprouvé
cette maladie dans le cours de l'année précédente, d'après le témoignage unanime de
ses parens, appuyé de l'autorité du docteur
Sainte-Marie, qui avait reconnu la maladie.
Il est fâcheux que nous n'ayons pas la
double histoire de cette variole, tracée par
des observateurs aussi exacts et si capables
de lui donner le degré d'autorité que récla-
ment toujours les faits un peu rares.

M. Chrestien admet les récidives, et ajoute
deux observations communiquées au poids
de son autorité, qui a tant de valeur pour
nous, et qui s'appuie d'ailleurs, en partie,
sur une expérience très-curieuse, faite sur
lui-même, et que nous avons rapportée dans
le chap. III, pag. 71, quoiqu'il faille convenir que celle-ci ne soit pas peut-être
complètement probante pour les esprits difficiles. M. Lamure vit le même sujet avoir
deux fois la petite vérole dans l'espace d'un
an; la première fois, elle fut très-dangereuse;
le malade succomba la seconde. Le docteur
Farjon observa, dans l'hôpital Saint-Éloi

de Montpellier, un homme qui présentait tous les signes précurseurs de la petite vérole; il ne craignit pas d'annoncer que cette maladie aurait lieu. Ce diagnostic fit croire au malade, criblé de cicatrices varioliques, que le médecin se moquait de lui. D'après l'inspection de la figure, le docteur Farjon douta; mais bientôt la nature dissipa ce doute, par le développement d'une petite vérole très-abondante.

« M.lle Céleste Falque (1), âgée de 3 ans et demi, avait eu la petite vérole à l'âge de 8 mois. Je lui donnai mes soins à cette époque, et je me rappelle que cette petite vérole présenta les symptômes, la marche et la durée qui caractérisent essentiellement cette affection. La malade en portait les cicatrices particulières, surtout très-remarquables sur l'abdomen. »

« Le 5.e août 1816, après quatre jours de fièvre, des boutons parurent à la face, et successivement au cou, au thorax, aux ex-

(1) Le père est commis aux impôts indirects, logé à la rue Triperie-Neuve. Cette observation, communiquée par M. le docteur Golfin, est d'autant plus curieuse qu'elle a été prise pendant notre épidémie, qui, par conséquent, a pu avoir les mêmes résultats sur certains vaccinés.

17

trémités supérieures, à l'abdomen et aux membres inférieurs ; ils s'élevèrent graduellement et se convertirent en pustules varioliques. Cette période dura trois jours ; celle de suppuration se fit avec la même régularité, et en dura quatre. La face se tuméfia beaucoup, et particulièrement les paupières ; la salivation survint ; la fièvre de suppuration fut très-violente ; la dessiccation fut aussi très-régulière. Cette petite vérole fut discrète et bénigne ; la chute des croûtes n'eut lieu néanmoins que le 25.ᵉ jour. »

Les faits nombreux que nous venons de rapporter, et que nous pourrions multiplier beaucoup plus encore (1), ne démontrent-ils pas qu'il y a des récidives de variole ? Le même point de doctrine est prouvé par l'expérience pour la rougeole, maladie que l'on n'a cependant, en général, qu'une seule fois. Nous accordons volontiers que, sur le nombre des faits cités, il y en a quelques-uns que l'on peut contester ; l'on a dû se convaincre que, tout en les rapportant, nous ne les avons pas reçus sur parole et que nous avons été les premiers à élever

---

(1) L'on peut consulter sur les récidives de petite vérole, le grand nombre d'auteurs cités dans la *bibliothèque* de Ploucquet, au mot *variolæ*.

des doutes à l'égard de quelques-uns ; mais aussi, à moins d'être déterminé à tout nier, et alors que deviennent toutes les sciences, et surtout la médecine, qui, plus qu'aucune autre, a à redouter le pyrrhonisme, il faut convenir que l'ensemble de ces observations établit la réalité des récidives de variole. C'est pour mettre cette question hors de toute contestation, du moins pour les esprits droits, et qui ne sont pas susceptibles d'une opiniâtreté invincible, que nous avons accumulé un si grand nombre de faits, empruntés à des auteurs de tous les pays et de toutes les sectes. L'on ne peut pas croire à une conspiration générale pour établir une erreur ; on ne saurait trop, il est vrai, multiplier les faits, surtout quand il s'agit d'une exception aux lois générales de la nature.

Peut-être aurions-nous bien fait, pour joindre les séductions de la persuasion, si nous osons le dire, aux démonstrations propres à forcer la conviction, de nous servir de la *ruse* de l'exposition des cas par l'ordre progressif, comme nous l'avons déjà fait pour les varicelles plus ou moins complètes ou *exagérées*. Nous aurions pu parler d'abord de ces varioles qui se font par des poussées distinctes, en venir ensuite graduellement à celles dont les éruptions sont séparées par un intervalle de quinze jours, un mois, et enfin, arriver ainsi aux véritables récidives, qui ont lieu à des époques indéterminées. La nature ne marche point par sauts et par bonds, elle procède dans tous ses actes par une progression insensible, et l'on peut rattacher les faits les plus singuliers et les plus insolites, aux faits les plus vulgaires et les plus communs; c'est l'unique moyen de leur faire perdre ce caractère de *rareté* qui fait suspecter leur vérité et les fait souvent rejeter.

Nous avons donc prouvé qu'il y a des récidives après la petite vérole naturelle; on ne sera donc pas étonné d'apprendre qu'il y en a après la petite vérole inoculée; Nous devrions rapporter encore ici des faits de ce genre, sans admettre cependant tous ceux présentés par les adversaires de l'inoculation, comme sans rejeter tous ceux que contestent les partisans exaltés de celle-ci; mais nous craindrions d'ennuyer quelques-uns de nos lecteurs par un si grand nombre de faits. Il est une mesure de patience, que l'on doit craindre de dépasser, surtout quand il est question des détails ennuyeux de l'observation, et pour certains, cette mesure n'est que trop petite. Établissons seulement l'existence des varioles légitimes après une vaccination régulière.

Nous allons prouver maintenant, par des faits, que, dans certains cas très-rares, la petite vérole a eu lieu chez des vaccinés, ce qui n'infirme nullement l'efficacité préservative de la vaccine, les faits de ce genre pouvant être rapportés aux récidives de petite vérole : nous placerons, dans cette série, les cas de nos vaccinés qui ont eu la variole légitime pendant notre épidémie.

On observa, à Londres, quelques exemples de variole survenue après la vaccine ; les anti-vaccinistes ne manquèrent pas de saisir cette occasion ; ils jetèrent une telle alarme dans le public, que le parlement lui-même crut devoir s'en occuper; et d'après un ordre du Roi, le collége royal de médecine de Londres fut chargé de prendre connaissance des faits et d'en dresser un rapport. Il est beau de voir un gouvernement prendre une part aussi active à ce qui intéresse la santé des peuples ; ce soin paternel indique à la fois la double réunion des lumières les plus pures et des sentimens les plus élevés. Robert William publia alors un ouvrage, où l'on trouve les histoires particulières de ces cas singuliers. Le docteur Muhri, qui donna une traduction allemande de l'ouvrage de Robert William, ajouta une observation analogue

à celles du médecin anglais ; observation
qu'on trouve dans le journal de Hufeland,
mars 1809. Il est vrai que M. Heim en
a contesté l'exactitude dans un excellent
mémoire, où il combat non-seulement le
fait rapporté par M. Muhri, mais encore
ceux que l'on trouve rassemblés dans l'ouvrage anglais de William. Il attribue ces
erreurs à la ressemblance qui existe entre
la variole, et une variété de petite vérole
volante. M. Heim s'est particulièrement appliqué à établir le diagnostic de cette dernière. M. Muhri, de son côté, tout en
rendant justice à la sagacité de M. Heim,
cherche à prouver que l'enfant qui fait le
sujet de l'observation révoquée en doute,
n'a point présenté les symptômes qui dis-
tinguent la variole de la vérolette. Il croit
devoir établir néanmoins que, dans les cas
infiniment rares, où la première se présente
après la vaccination, elle a perdu quelque
chose de son caractère habituel, et qu'elle
est toujours discrète et sans danger. Le fait
suivant viendrait à l'appui de cette opinion.

On observa, à Londres, quatre enfans de
la même famille, qui avaient subi la vaccine, et qui furent pris de la variole naturelle. Le plus jeune, qui avait été vacciné
le dernier, tomba malade le premier ; ce

fut l'aîné qui eut le plus grand nombre de boutons. Quoique , chez plusieurs de ces enfans , l'éruption fût très-abondante, et que la maladie parcourût le temps ordinaire avant de tourner ; cependant la base des pustules était beaucoup moins enflammée , et il y eut à peine de la fièvre secondaire.

La variole régna, pendant plusieurs mois, à Crediton , ville du comté de Devon , à cent quatre-vingt milles de Londres , et le nombre des victimes fut plus grand qu'à l'ordinaire. Aussitôt que l'épidémie s'étendit dans la ville , des personnes , qui avaient été précédemment vaccinées , commencèrent à en être atteintes. On crut d'abord que , chez ces malades, la vaccine n'avait été que locale ; mais les exemples se multiplièrent tellement, que l'on ne douta plus que , dans les cas même où elle avait été le plus régulière dans sa marche , elle ne suffisait pas pour mettre à l'abri de toute espèce de contagion. Dans l'espace de six mois , vingt-cinq individus, chez qui la vaccine avait été très-régulière, eurent la variole. Plusieurs enfans aussi , qui avaient été vaccinés , se trouvèrent exposés à l'influence de l'épidémie, et sans avoir d'éruption , éprouvèrent également les mêmes symptômes que les varioleux. Il y avait plus de six ans que tous ces malades,

à l'exception seulement de deux, avaient
été vaccinés. Plus il y avait de temps qu'on
avait été vacciné, plus l'éruption était nom-
breuse. Le nombre des pustules était rarement
en proportion de la violence de la fièvre.
La chaleur de la peau était excessive, le
pouls très - fréquent; il y avait un état
général de langueur, avec céphalalgie,
douleurs dans les reins, fréquens vomissemens, parfois délire dans la nuit et convulsions. Ces symptômes étaient remplacés,
vers le quatrième jour, par une éruption
bénigne et discrète, qui dissipait toutes les
craintes. Quand les pustules étaient nombreuses, elles étaient plus dures et plus
tuberculeuses, et la suppuration si peu abondante, que les malades passaient ce stade de
la petite vérole sans presque aucune indisposition. Quatre enfans de la même famille,
vaccinés à différentes époques, et par différens praticiens, eurent, chacun à leur
tour, la fièvre et l'éruption variolique. Le
même fait s'est répété dans plusieurs familles.

Pour qu'on ne puisse douter de la nature
de cette maladie, M. Hugo a inoculé quelques personnes avec la matière de ces pustules, et assure avoir produit, par ce moyen,
la véritable variole. Une petite vérole confluente a été communiquée par un individu

qui avait été vacciné, et qui n'en a pas
moins été soumis aux effets de la contagion.
Les personnes que l'on avait assujetties à
l'épreuve d'une seconde vaccination n'ont pas
été atteintes par l'épidémie. L'inoculation
elle-même, dans deux cas, n'a pas été
préservative. Le premier de ces malades avait
été inoculé depuis trente ans ; le second,
depuis huit seulement. Il n'y a eu aucun
exemple de terminaison funeste chez les
individus qui avaient été vaccinés ; c'est ce
qui est cause que la vaccine ne perdit pas
heureusement son crédit à Crediton, où
l'on avait eu beaucoup de peine à l'introduire.

Ce qu'il y a d'étonnant dans cette observation, c'est le grand nombre de varioles
après la vaccination, et dans un assez court
espace de temps. Il nous paraît probable
que, sur ce nombre, il y a eu plus d'une
petite vérole fausse, que l'on aura confondu
avec les cas de vraie variole. Le simple
rapport nous le fait penser, la suppuration
était peu abondante ; cependant l'expérience
du docteur Hugo démontrerait l'exactitude
de son diagnostic.

Voici encore un fait dans lequel la disposition variolique paraît portée au plus
haut degré.

Mlle Stewart aînée, fut inoculée, son bras enfla, et elle eut environ deux cents pustules, avec indisposition générale. Quelques années après, son père la soumit, ainsi que quatre autres enfans qui avaient été vaccinés, à l'épreuve de l'inoculation varioleuse. Il s'éleva une pustule au bras de chacun des quatre vaccinés ; mais celui de Mlle Stewart enfla, et elle fut beaucoup plus malade qu'on ne l'est ordinairement dans un cas d'inoculation.

Mlle Stewart jeune, fut vaccinée par son père dans son enfance, et, au neuvième jour, le docteur W. Knighton prit de la lymphe de la vésicule de son bras, et en vaccina un de ses cliens, chez qui elle produisit les effets qu'on en attendait. Le 24 juillet 1804, deux ans après qu'elle avait été vaccinée, le docteur Stewart l'inocula avec du virus variolique très-actif ; le jour suivant, son bras fut plus enflammé, et l'épiderme plus soulevé qu'on ne l'observe ordinairement au quatrième jour de l'opération. Au cinquième, l'inflammation était considérablement augmentée ; au sixième, elle continuait ses progrès, et quatre ou cinq boutons s'étaient développés sur différentes parties du corps ; au neuvième, les croûtes étaient formées, et les effets généraux peu intenses;

En avril 1814, cette jeune demoiselle fut prise naturellement de la petite vérole, qui lui fut communiquée par les enfans de sa domestique, qui étaient eux-mêmes atteints de la variole confluente. La fièvre fut intense ; l'éruption fut très - abondante , et au onzième jour la dessiccation commença, et fut accompagnée de fièvre avec délire. Elle fut traitée, dans sa maladie , par le docteur Gaskin , et souvent visitée par les médecins de Plymouth et des villes voisines, qui tous furent unanimement d'accord qu'elle avait la petite vérole. Il est fâcheux cependant que l'on n'ait inoculé personne avec la matière de ces boutons, pour lever les doutes, qui peuvent encore rester sur l'existence de la variole dans ce cas , malgré l'unanimité de tous les praticiens de Plymouth.

« Irma Saléon (1), née le 8 octobre 1810, fut vaccinée le 23 novembre de la même année, c'est-à-dire , un mois et demi après sa naissance. Je piquai de bras à bras. Le virus vaccin fut pris chez un sujet bien sain , et dont les boutons présentaient tous les

---

(1) Obs. communiquée par M. le docteur Caizergues, qui a justifié si heureusement les espérances qu'il avait inspirées à son illustre maître M. Fouquet.

caractères de la vraie vaccine. L'éruption vaccinale suivit, chez la jeune Irma, ses périodes avec une régularité telle que je ne pus avoir le moindre doute sur sa légitimité. Ce que je puis assurer, d'après l'usage où je suis d'observer, avec la plus grande exactitude, cette éruption chez tous mes vaccinés, jusqu'à l'entière dessiccation des boutons. »

« Cet enfant fut atteint, dans le mois d'août dernier, de la coqueluche qui régnait d'une manière épidémique à Montpellier, depuis le milieu de l'été. Cette maladie, à cause des symptômes d'affection essentielle des organes pulmonaires dont elle fut accompagnée, fut même assez grave pour donner de l'inquiétude, et pour indiquer l'usage d'une méthode curative, dont il serait inutile d'énumérer ici les moyens et les effets. »

« Quinze ou vingt jours après l'apparition de la coqueluche, et celle-ci diminuant d'intensité, la jeune Saléon fut prise d'une fièvre très-vive avec des envies de vomir, un état de somnolence, cette gêne de la respiration, qui est particulière à l'imminence des maladies éruptives, de fortes douleurs dans les lombes, et autres symptômes qui accompagnent l'invasion de ce

genre de maladie. Une vaccination antérieure
et aussi heureuse qu'il fut possible , éloigna
de mon esprit toute idée de petite vérole,
et comme je voyais en même temps quelques
rougeoles en ville , je pronostiquai aux
parens la prochaine éruption de cette dernière affection. Le quatrième jour, la plupart
des accidens se calment, et la peau se couvre
d'abord à la face et successivement au cou,
sur la poitrine , sur l'abdomen et les extrémités, de petits boutons roses, que je crus,
encore entraîné par ma première idée, être
des boutons de rougeole, d'autant que la toux
et les autres symptômes de la coqueluche
pouvaient en imposer pour les signes de
catarrhe qui caractérise la rougeole. »

« Cependant le nombre des boutons augmente ; ils acquièrent de l'étendue, s'élèvent
en forme de pyramide; et vers le quatrième jour de l'éruption , ils commencent à
blanchir à leur pointe, et à se remplir d'une
sérosité claire ; ce qui me fit soupçonner
l'existence de la variole, sur laquelle je n'eus
plus de doute, lorsque la fièvre se ralluma ,
que les boutons grossirent de plus en plus ,
en achevant de se remplir d'une sérosité, qui
se changea peu à peu en matière purulente. »

« Cette petite vérole était bénigne , et de
cette espèce qu'on appelle *discrète ;* sa marche

avait été bien régulière, et on aurait sans doute pu assurer que l'issue en aurait été très-heureuse, si elle n'avait été compliquée de coqueluche. Mais cette dernière avait été trop grave; elle avait porté une impression trop forte sur les organes pulmonaires, pour ne pas inspirer des craintes bien fondées sur la terminaison de la petite vérole, d'après la grande sympathie que l'on sait exister entre le système cutané et les organes de la respiration. En effet, lorsque la variole était en pleine suppuration, les symptômes de la coqueluche s'aggravent, la respiration devient très-difficile, les boutons s'affaissent, se vident, les extremités se refroidissent, et la jeune malade succombe à une métastase de la matière variolique sur les poumons, quelque moyen qu'on mît en usage pour entretenir et rappeler l'éruption à la peau. »

Les observations suivantes nous ont été communiquées par M. le docteur Delettre, déjà avantageusement connu dans la littérature médicale, par son *essai sur l'analyse appliquée à la médecine*, et par les notes précieuses qu'il a ajoutées à l'édition qu'il vient de publier, du *Cours de fièvres* de Grimaud. Ces observations sont très-intéressantes par les conclusions qu'elles fournissent.

« Louis Alibeau , âgé de 5 ans , qui avait
eu la petite vérole en nourrice , et qui en
portait quelques marques au bras , fut pris ,
dans le mois de juillet 1816, de frissons et de
fièvre ; le quatrième jour , se manifesta une
éruption de forme varioleuse , dont les boutons grossirent peu à peu , devinrent blancs ,
avec une suppuration brune au centre et
une aréole rouge à la base ; l'éruption était
confluente ; la peau et les mains s'enflèrent ;
la salivation se déclara le neuvième jour ;
la fièvre redoubla , mais sans aucun mauvais
symptôme ; les boutons se durcirent et se
séchèrent ; le onzième jour , la maladie parut
terminée. »

« Auguste Alibeau , frère du précédent ,
âgé de 10 ans , n'ayant eu ni petite vérole , ni
vaccine , tomba malade trois jours après son
frère ; la maladie présenta les mêmes caractères , suivit la même marche , avec la différence cependant , que l'éruption fut discrète , et que la fièvre fut beaucoup plus
faible. »

« André Berger , âgé de 19 ans , fut apporté
de la campagne dans la maison d'Alibeau ;
il avait une forte fièvre , se plaignait de
céphalalgie , de nausées et d'une douleur au
côté droit ; la langue était blanche ; le lendemain , un émétique fut administré ; le ma-

lade rendit un lombric par la bouche et un
tœnia de 7 à 8 aunes de long par l'anus.
La douleur de côté et les nausées disparurent ; la céphalalgie et la fièvre persistèrent ;
deux jours après, ou le quatrième jour de
l'invasion de la fièvre, parurent des boutons
sur tout le corps, qui prirent le caractère
d'une petite vérole *dure* ou *verruqueuse ;*
ils grossirent lentement, conservant toujours
leur dureté. Le neuvième jour, la face
s'enfla, mais moins que chez le premier malade ; la fièvre secondaire fut aussi moins intense. Les boutons se sont séchés plus promptement ; en général, la marche de la maladie
a été moins régulière. Ce jeune homme
avait été vacciné trois ans auparavant. »

Louis Alibeau avait-il la petite vérole
légitime en nourrice ? Il en présentait,
il est vrai, les cicatrices ; mais cette circonstance, jointe au rapport de la mère,
serait-elle suffisante ?

L'observation que nous allons maintenant
rapporter a été suivie, jour par jour, par
un de nous, de concert avec M. Vergnes,
pharmacien instruit, et M. le docteur
Roques, jeune médecin, dont nous nous
plaisons ici à reconnaître les talens, heureusement associés à tout ce que l'esprit a
de plus agréable et le cœur de plus aimant.

Si une telle réunion constitue le vrai médecin, personne ne mérite mieux ce titre
que M. Roques.

La fille du baron de Méritens avait été
piquée deux fois ; la première piqûre fut
sans effet ; les phénomènes provoqués par
la seconde furent observés par MM. Mouton
fils, et Taillet, médecins à Agde ; l'un et
l'autre assurèrent aux parens que l'éruption
vaccinale avait eu lieu, et que l'enfant était
à couvert de la variole. Cependant la petite
fille, âgée de 7 ans, et se trouvant à Montpellier durant le règne de notre épidémie, fut
prise, dans le mois de septembre 1816, des
symptômes suivans : céphalalgie, nausées,
douleur des reins, insomnie, gêne dans la respiration, fièvre. Ces symptômes persistèrent
jusques au quatrième jour ; à cette époque,
éruption qui commence par le visage, gagne
les extrémités et s'étend sur toute l'habitude
du corps ; les boutons sont presque confluens au visage et sur les bras ; il n'y en
avait que trois ou quatre sur le bas-ventre
et sur la poitrine ; dès que l'éruption a été
achevée, la fièvre a complètement disparu.

5.e Jour de la maladie, 2.e de l'éruption,
les boutons prennent de l'accroissement, se
remplissent d'un liquide séroso - purulent,
et s'environnent d'une véritable aréole.

6.e Jour, 3.e, boutons plus gros, déprimés au centre, la plupart présentant le
godet, avec aréole plus marquée; un des
boutons du visage et deux du bras droit
paraissent mûrs; quand on les ouvre, ils
ne donnent qu'une sérosité claire et tirant
légèrement sur le jaune; dans la nuit du
5.e au 6.e, agitation, paupières phlogosées.

7.e, 4.e, accroissement des boutons,
tuméfaction œdémateuse des paupières,
légère fièvre.

8.e, 5.e, les boutons ont encore beaucoup grossi, leurs aréoles sont plus éten-
dues; dans la nuit du 7.e au 8.e de la
maladie, et du 4.e au 5.e de l'éruption,
chaleur intense, soif, insomnie; le matin,
pouls dur, vite, élevé; langue d'un rouge
intense, légèrement sèche; céphalalgie,
tuméfaction plus considérable des paupières.

9.e, 6.e, la fièvre ne se calma qu'à la
fin du neuvième jour; la nuit suivante est
bonne, sommeil ordinaire, plus de céphalalgie, plus de soif, le pouls plus lent et plus
tranquille, la langue encore rouge, mais
humectée; il y a eu une selle; la tuméfaction des paupières et l'orgasme de la
peau considérablement diminués; chaleur
presque nulle; quelques-uns des boutons
paraissent jaunes; on les ouvre, et ils ne

donnent pourtant qu'un peu de sérosité claire ; la jeune malade a recouvert l'appétit qu'elle avait perdu jusques alors, et elle a demandé à quitter le lit.

10.ᵉ , 7.ᵉ , dessiccation de la face.

11.ᵉ , 8.ᵉ , dessiccation générale.

Quel a été le caractère de la vaccine ? Tout porte à croire qu'elle a été légitime ; elle a été suivie par deux médecins instruits. Quel a été le caractère de l'éruption que nous venons de décrire ? Tout fait penser que c'est une véritable variole ; il y a eu fièvre d'invasion qui a duré quatre jours, avec tous les symptômes, que l'on regarde comme pathognomoniques de la fièvre de ce genre ; il y a eu fièvre de suppuration bien marquée ; les boutons ont présenté tous les caractères varioliques : dépression, godet, aréole, marche progressive vers la suppuration, avec tuméfaction des paupières, caractère que l'on croit propre à la variole.

Nous terminerons ici nos longues discussions. Nous nous sommes proposés des problèmes très-intéressans, nous avons cherché à les résoudre par l'analogie pratique ; nous avons appelé à notre secours tous les faits, même ceux qui sont plus ou moins rares, en nous assurant toutefois de leur authenticité. Nous nous sommes déclarés les adversaires des propositions trop décidées et trop affirmatives. Nous pensons, en effet, qu'en général, elles sont peu de mise en médecine, science, non de certitude, mais de probabilité ; ce qui n'est pas dire de conjecture, comme il arriverait, si l'on prenait ce mot dans le sens vulgaire, et non dans le sens philosophique ; science qui porte sur un fond si mobile et si variable, presque sur un sable mouvant. Mais la médecine ne ressemblerait-elle pas un peu à ces maisons qui sont d'autant plus solides qu'elles s'ébranlent plus aisément par les vives commotions du sol sur lequel elles s'appuient ? Lui donner plus de roideur, c'est ne lui prêter qu'une solidité apparente, et qui céderait au moindre choc. La médecine sans exception, sans aucun doute, n'est pas la véritable médecine ; c'est une science d'imagination, bâtie sur nos abstractions, et non fondée sur la nature même des choses. Que gagne-t-on à lui donner un ton décidé qui n'est pas le sien ? La moindre exception à nos lois générales, à nos divisions tranchantes (et la nature ne les multiplie que trop), détruit toutes nos idées, nous jette dans des embarras, dans des difficultés dont nous ne pouvons nous tirer, fournit des traits à la mauvaise foi ou à la prévention, traits qui nous blessent presque toujours, parce que

notre *armure* manque de quelque pièce
nécessaire, et nous laisse à découvert par
quelque endroit. Cet inconvénient a lieu
surtout par rapport à la vaccine et à l'inoculation. On a prétendu, par exemple,
que l'inoculation n'avait jamais fait de mal;
on établissait même qu'elle guérissait une
foule d'affections morbides, et on ne voulait
pas qu'elle pût en réveiller certaines, qui
eussent été complètement *endormies* sans
elle : ce qui est contradictoire pour tout esprit
sévère. On a soutenu la même proposition
par rapport à la vaccine. Les inoculateurs,
les vaccinateurs ont nié absolument les récidives de variole, plus par *peur*, en quelque
sorte, que par conviction; ils ont assuré qu'il
n'y avait que des *femmelettes* qui pussent
confondre la varicelle avec la variole. Qu'en
est-il résulté ? La nature a toujours suivi son
cours : des inoculés, des vaccinés se sont mal
trouvés des deux pratiques; par-ci, par-là,
des inoculés sont morts (car, pour la vaccine, la chose n'a jamais eu lieu d'une manière directe). Il y a eu des récidives de
variole après l'inoculation, comme il y en
avait avant qu'il fût question de celle-ci;
la varicelle s'est présentée sous des caractères
trompeurs et fallacieux; les adversaires de
l'inoculation et de la vaccine, se sont emparés

de ces faits , à la piste desquels ils couraient
avec tant d'ardeur ; il y en avait quelques-
uns, bientôt il y en a eu mille : de leur côté,
les partisans des deux plus grandes découvertes qui aient illustré la médecine moderne
ont rejeté tous les faits. Chacun est donc resté
opiniâtrément dans son parti , et le peuple
qui a aussi sa logique a pris pied de là pour
se refuser aujourd'hui à la vaccine , comme
il l'avait fait autrefois pour l'inoculation ;
et en attendant , de temps en temps des
épidémies de variole moissonnent des milliers
d'enfans, parce que les médecins ont quelques mauvais principes sur la manière de
décrire les maladies, et peut-être même un
peu de mauvaise foi. Que fallait - il faire ?
Accorder la vérité et arrêter ainsi l'erreur ;
établir que l'inoculation pouvait faire un
peu de mal et un bien incalculable , que
cela était beaucoup plus vrai encore pour la
vaccine, que l'on a si heureusement substitué
à celle-ci. Il fallait accorder qu'il y avait des
récidives de variole ; mais soutenir que celles-ci
étant infiniment rares , on ne devait pas en
tenir compte , quand il s'agissait d'une question générale , comme de savoir s'il fallait
vacciner ou non un enfant. D'ailleurs, même
dans ce cas , l'inoculation lui épargnerait
une des deux attaques. Il fallait accorder

que la varicelle n'était pas toujours aisée à distinguer de la variole ; ne pas oublier surtout de recommander de ne pas se décider, sur le caractère d'une éruption incertaine, à la première vue, à une première visite ; de s'imposer l'obligation d'attendre quelquefois d'avoir sous les yeux l'histoire entière de l'éruption, écrite même jour par jour, pour ne pas confier aux infidélités ordinaires de la mémoire des détails qu'il importe de conserver dans toute leur pureté, parce qu'alors le jugement devient aussi facile qu'assuré. Dans les cas douteux, tous les médecins n'eussent pas pris sur eux de prononcer, et de répandre dans le public des alarmes, que rien ne peut ensuite détruire ; dans ces circonstances, l'on eût appelé le secours de toutes les lumières ; dès-lors la majorité l'eût emporté, et le public eût appris à ne pas se décider, à ses dépens, sur une question qui partageait les avis des médecins les plus instruits. En un mot, notre intention est de ralentir la fureur de décider, dans certains cas ; tout y gagnera, l'humanité, la réputation des médecins et la juste confiance due à notre art. Mais ces cas, nous dira-t-on, sont très-rares ; nous en convenons volontiers. Nous ne voulons pas nous jouer de nos lecteurs ; mais, quelque rares qu'ils soient, ils existent enfin, et une si grande importance leur est attachée par les conséquences qu'on en tire, du moins dans la mauvaise logique du peuple, qui ne peut point comparer les exceptions avec les faits généraux, que nous croirions nos efforts heureusement couronnés si nous prévenions un seul faux jugement, une seule erreur en ce genre. Il s'agit ici du bonheur d'un empire, d'une ville, d'un village si l'on veut, cela vaut bien la peine d'être réservé.

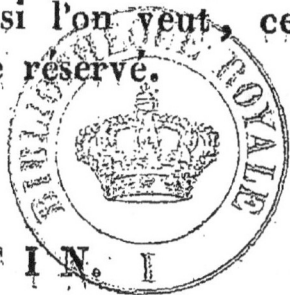

FIN.

TABLE ANALYTIQUE

DES MATIÈRES.

Conjectures sur cette identité. I. Les deux maladies ont paru à peu près à la même époque en Europe, pag. 179. — II. Les épidémies de l'une et de l'autre marchent presque toujours ensemble. III. Les mêmes maisons sont quelquefois infectées en même temps de la variole et de la varicelle : observations particulières de Geoffroi. IV. De petites véroles fausses sont provenues de l'inoculation du pus d'une variole légitime. V. La variole la plus régulière a toujours des boutons avortés et varicelleux, pag. 183. VI. La variole et la varicelle se succèdent quelquefois chez le même individu avec une telle rapidité, qu'on est tenté de les rapporter à la même origine. VII. La varicelle offre les plus grandes analogies avec la variole par les symptômes, la marche, la forme des boutons, la contagion ; c'est seulement une variole incomplète et avortive. VIII. La varicelle présente les mêmes formes irrégulières que la variole. IX. Il y a la même affinité ainsi que les mêmes différences entre la variole et la varicelle qu'entre la vaccine vraie et la vaccine fausse. X. Les dénominations données à la varicelle ont toujours manifesté l'analogie des deux éruptions.

Fin de la Table des Matières.

ERRATA.

PAGE 14, ligne 21, fixément, *lisez* fixement.

16,   24, c'était eux, *lis.* c'étaient eux.

Id.   28,   id.   id.

18,   3, sphacélées, *lis.* sphacélés.

20,   28, se brunissent, *lis.* brunissent.

21,   6, anthelmentiques, *lis.* anthelmin-
                  tiques.

35,   17, quelque quelle soit, *lis.* quelle
                  que soit.

40,   19, ne permettent pas, *lis.* ne permet
                  pas.

42,   16, à ne se permettre, *lis.* à ne pas
                  se permettre.

72,   16, le journée, *lis.* la journée.

73,   5, est une variété, *lis.* est-ce une
                  variété.

75,   25, sans nous apercevoir, *lis.* sans
                  nous en apercevoir.

88,   27, en se crevant, *lis.* en crevant.

103,   10, dans la plus grande étendue de la
                  partie de la peau, *lis.* dans la
                  plus grande partie de l'étendue
                  de la peau.

110,   3, le face, *lis.* la face.

131,   14, desséchés, *lis.* desséchées.

133,   8, que ce bouton, *l.* que ses boutons.

169,   29, les calculer, *lis.* la calculer.

181,   20, Pérou, *lis.* Peyrou.

Id.   24, pallier, *lis.* paillier.

253,   13, Théopile, *lis.* Théophile.

272,   17, avait-il, *lis.* avait-il eu.

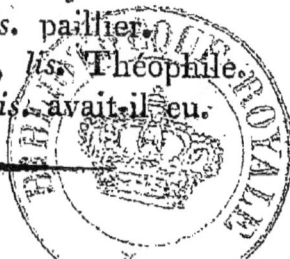

www.ingramcontent.com/pod-product-compliance
Lightning Source LLC
Chambersburg PA
CBHW070232200326
41518CB00010B/1529